U0137642

# 郭大夫的⁺诊室故事

郭启煜　著

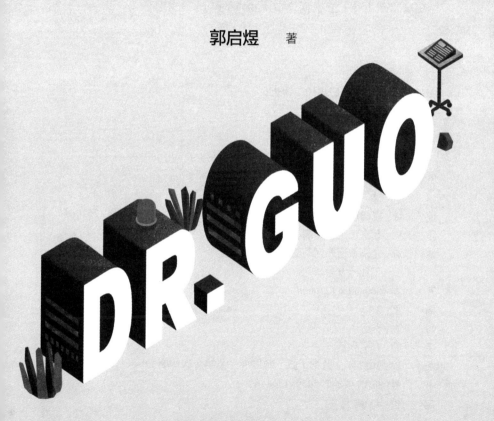

海峡出版发行集团
THE STRAITS PUBLISHING & DISTRIBUTING GROUP

鹭江出版社
LUJIANG PUBLISHING HOUSE

2017年·厦门

**图书在版编目（CIP）数据**

郭大夫的诊室故事 / 郭启煜著；—厦门：鹭江出版社，2017.7

ISBN 978-7-5459-1344-6

Ⅰ. ①郭⋯　Ⅱ. ①郭⋯　Ⅲ. ①糖尿病－治疗－普及读物

Ⅳ. ① R587.105-49

中国版本图书馆 CIP 数据核字（2017）第 092338 号

GUODAIFU DE ZHENSHI GUSHI

郭大夫的诊室故事

郭启煜 著

| | | |
|---|---|---|
| **出版发行**：海峡出版发行集团 | | |
| 鹭 江 出 版 社 | | |
| 地　　址：厦门市湖明路 22 号 | 邮政编码：361004 |
| 印　　刷：北京市十月印刷有限公司 | |
| 地　　址：北京市通州区马驹桥北门口民族 | 邮政编码：101102 |
| 工业园 9 号 | |
| 开　　本：880mm×1230mm　1/32 | |
| 插　　页：2 | |
| 印　　张：8 | |
| 字　　数：156 千字 | |
| 版　　次：2017 年 7 月第 1 版　2017 年 7 月第 1 次印刷 | |
| 书　　号：ISBN 978-7-5459-1344-6 | |
| 定　　价：42.00 元 | |

# 推荐序丨这仅仅是一个开始

梁由之

我从不迷信，却很相信缘分，跟郭启煜兄结识及《郭大夫的诊室故事》成书，便是一个最新例证。

某年某月某日午后，与友人登莲花山。喘点粗气，出些微汗，临风远眺，心旷神怡。黄昏下山，顺便去山麓的深圳图书馆翻翻报刊，到中心书城买几本新书，再挑家饭馆共进晚餐，已是多年的惯例了。

我照例翻阅文史类期刊。朋友业医，选了几本医学类杂志。未几，伊指着一篇文章说："老梁，看看这个，文笔真好！"

我漫不经心地接了过来，不想却被吸引住，一气读完。起承转合，婉转多姿，极具专业素养，又相当耐读——确实写得好。我记下了作者的名字：郭启煜。

忙过一段闲下来，我想起郭某人，若有所思。拜网络时代所赐，一切变得简单起来。搜了一下，此人果然来路不凡：

郭启煜，医学博士、海军总医院内分泌科主任医师，教授、研究生导师。海军总医院原内分泌科主任，内科教研室主任。现兼任北京瑞京糖尿病医院副院长。

1964年6月27日出生于黑龙江省齐齐哈尔市，1981年8月考入中国人民解放军第四军医大学，1986年7月大学毕业当年考取第四军医大学硕士研究生，1989年7月硕士毕业后分入海军总医院内科工作，历任住院医师、主治医师、副主任医师、主任医师（2005）。1998年8月至2001年7月在北京大学医学部(原北京医科大学)师从高妍教授攻读临床内分泌专业博士研究生，获北京大学医学博士学位。

专业特长：治疗糖尿病、甲状腺疾病、肥胖、内分泌代谢性疾病、类风湿、强直性脊柱炎、痛风等风湿免疫性疾病。

……

专业背景如此优良，文笔如此出色。作为混迹出版界的票友，自然感觉心动。我想，何不跟郭启煜联系，约请他写本书呢？

经神通广大的萧跃华兄帮助，我很快拿到了郭大夫的联系方式。第一次通话，详述原委，一拍即合。郭启煜参加过多种医学专著的分撰，也写过不少专栏文章，因为工作忙，从未考虑过刻下出专书；而将既有文稿整理、修订、补充后，书稿成型，并不困难，他也颇具兴趣——这便是《郭大夫的诊室故事》之由来。

去年夏天，我到北京小住，与郭兄第一次餐叙，一见如故。他虽学医，却从小喜欢阅读文学作品，喜欢写作。难怪。随后，他根据我的意见，将书稿编定。

与我合作的多家出版机构，都看好这部书稿，跃跃欲试。几经考虑，我将它交给了鹭江出版社的董曦阳。曦阳是我多年的老朋友兼小兄弟，刚刚独当一面，又是新晋合作伙伴。在诸多出版界友人中，他是"80后"，年纪最小，颇有能力和冲劲，做泛医学类书籍也有实战经验和成绩。我和郭兄相商后一致认为，将这本书交给曦阳做，是合适的。这是郭兄独著的首部书，也是我主持出版的第一本文史之外的作品，是一个全新的尝试。当然，这仅仅是一个开始。

《郭大夫的诊室故事》郭启煜根据多年来在专家门诊的亲身坐诊经历和见闻，以讲故事的方式，用37篇文章，分门别类，各有侧重，全面又具体地阐述了内分泌和糖尿病的病理、临床表现、诊断、治疗、饮食、运动、养护等方方面面，广泛涉及医学、病理学、药学、心理学、伦理学、社会学、医患关系等，切身记录，真实生动。郭启煜是全国闻名的医学专家，医术精湛，文笔也非常棒，深入浅出，引人入胜。全书不乏军人特有的认真与严谨，更充溢着医者的爱意和仁心。郭启煜十分关注国际、国内医学界的最新动态和成果，对此保持高度敏感，与时俱进。他坚持看门诊，常年参加各种关于糖尿病防治的交流普及活动，一线临床经验和心得丰富且深厚。以此，该书兼具学术性、可读性和实用性。它受到市场和读者的欢迎，是可以预期的。

好奇的朋友或许会问："能否剧透一下，梁先生最初读到的郭教授的文章，究竟是哪一篇呢？"

不好意思，容我卖个关子。不过，此文恰好也有提到"表达能力""艺术""条理""文笔""出版""畅销"等关键字眼。有心的读者，当不难辨认出来。

书就要付印了，郭兄坚持要我写篇序。恭敬不如从命，就信笔敲下这些话，殆为实录。

是为序。

2017 年 6 月 28 日，丁酉夏至后一周，梁由之记于深圳天海楼。

# 目　录 | CONTENTS

# 医生到底要干什么？

一种深深的无奈逐渐从我的内心深处升腾起来，并慢慢地扩散开来，我感到有种淡淡的而又非常明晰的悲哀萦绕在我的周围，让我陡然生出些许悲壮而又凄凉的感觉。为什么那么多的人非要用自己的血肉之躯去亲历那原本可以避免的血的教训呢？！医生到底想干什么呢？医生能干些什么呢？我想大多数患者都会最终写出他们自己的答案。

"你说什么？你让我吃药？"她的声调一下子高了起来。

"是的！有什么疑问吗？"我平静地回答。

我感觉自己的表述已经很清楚了，而她就坐在我的旁边，相距不到半米，我想她绝不至于听不明白。

我放下手里的笔，从病历上抬起头来，看了她一眼。

扑面而来的是一道鄙夷的目光，那里面饱含着辛辣的嘲讽，还有一丝令人琢磨不透的扬扬自得。

你不能否认，她还是有些许姿色的。这是一位中年女性，双目炯炯有神，齐耳的短发，质地考究的一身套装，显得潇洒而干练。

"你为什么让我吃药？给个理由吧！"她把双手交叉在胸前，向后靠了靠。

"这是你的检验单吗？"我把手里的检验单向她面前推了过去。

"是又怎么样？"她向那几张白色的小纸片不屑地瞥了一眼。

"哦，是这样的。"我把座椅向前移了移，把检验单朝向她，又把笔拿了起来。

"正常的血糖值是多少？你知道吗？"

"当然，5678 嘛！"她的声音里充满了自信，"空腹血糖值小于 5.6mmol/L，餐后血糖值小于 7.8 mmol/L。"

"很好，回答得非常正确！"我赞赏道，"可是你的血糖值是多少呢？"

"那上面不是写着吗！"她往检验单上瞄了瞄。

"是啊，这上面写着你最近几次检查的空腹血糖值都在 11 mmol/L 至 14 mmol/L 之间，餐后 2 小时血糖值都在 16 mmol/L 至 19 mmol/L 之间。而以你的年龄，空腹血糖值应该控制在 6 mmol/L 以下，餐后 2 小时血糖值应该控制在 8 mmol/L 以下。所以，你现阶段的血糖水平很不理想，单靠饮食控制和加强运动是无法达标的。这就是我让你尽快接受药物治疗的原因。"我说得很慢，语调平和而深沉。

在我说话的时候，她一直紧盯着我，似乎在听，又似乎在想着什么问题。谁知道呢。

"是吗？"她张口说话了，"达标怎么样？不达标又怎么样？"

她咄咄逼人的口气让我的心里隐隐地升起一丝丝的厌倦和淡淡的不快，我深深地吸了口气，合上她的病历。

"这么跟你说吧，如果你的血糖一直处于达标状态，就能让你最大限度地远离各种大血管和微血管并发症的困扰。"看着她那优越自信的表情，我停顿了一下，慢慢说道，"如果你的血糖长期处于失控状态，就像你现在这样的话，你患各种并发症的机会就会大大增加，很容易患上各种眼病、肾脏疾病，甚至心梗或脑梗。"

听我说完，她突然笑了。"你别说，我这个人还真不怕吓唬。"她顿了顿说，"你怎么忽悠，我都不会上当的！我很清楚自己的身体状况。你知道吗？我每个星期六都去爬一次香山，很多没病的人都爬不过我。我现在根本就没有什么不舒服的地方，让我这样的人吃药，你不是搞错了吧？而且，我看过那些治疗糖尿病的药的说明书，它们都有很多的副作用，你让我吃那些药，不是害我吗？"她振振有词地说道，一副胜券在握的样子。

我苦笑了一下，继续说道："你现在虽然没有什么症状，但高血糖对你的损害却一直存在，这种损害是逐渐进行的，是全身性的，到了一定程度以后，还是不可逆的，所以，糖尿病一旦被发现，越早治疗，效果就越好。药物有副作用不假，但不用药，任高血糖持续下去，对身体的危害不知要比用药大多少倍。"

她把病历和检验单收进包里，站了起来："不管你说什么，我都不会用药的，我对自己了解得比你清楚。"

我感到很困惑，不由得追问了一句："既然你不想接受治疗，那你到医院干什么来了？"

她又笑了，笑声中充满了胜利的喜悦和计划得逞后的欣慰："其实，我就是想来看一看你们医生到底想干什么！果然让我猜中了。这可真是太可笑了。你们的药还是自己留着吧。别老想着赚患者的钱。电视、报纸上说得没错，你们真该好好地反省反省自己了。"

她把包背在肩上，使劲地摇了摇头，步履坚定地走了出去。

我愣了好一会儿才转过神来。我真不知该说些什么好，我追到门口望了一眼，她早已杳无踪影。

我看了一下手表，今天是周四，后天就是周六了，我想，那位大姐一定又会步履矫健地出现在攀登香山的人流中，我想她一定还会以生动的语气向她的同伴们讲起她到海军总医院就医的经历，然后与大家共同声讨医院的种种不是和黑暗。

一种深深的无奈逐渐从我的内心深处升腾起来，并慢慢地扩散开来，我感到有种淡淡的而又非常明晰的悲哀萦绕在我的周围，让我陡然生出些许悲壮而又凄凉的感觉。

那位大姐还会再来看病吗？是再次来验证和考察医院的黑暗，还是真正出现了这样或那样的问题后，怀着深深的愧悔的心情前来寻求诊治呢？而类似后者的情况，我们实在是遇见得太多了。

为什么那么多人都喜欢血的教训呢？！

但愿那位大姐能一直健康，继续每周去爬香山。我也但愿她能早些再来就诊，接受正规的治疗，因为只有这样，才能尽可能地延缓或减轻并发症的困扰，快乐地享受生活。

医生到底想干什么呢？医生能干些什么呢？

我想大多数患者都会最终写出他们自己的答案。

还是赶快干活吧！

我拿起鼠标在自动呼叫系统上点击了下一位患者的名字。

# 医生，请听题！——我的学者型患者

　　我想，要是多一些像方教授这样的学者型患者，医生想不进步都难。他们给予我们的，不只是挑战，更多的是动力。我很庆幸自己选择了医生这个职业，有机会结识这么多生动而真实的生命并能够有机会尽自己的所能去帮助他们。承担如此沉重的生命之托，使我深感惶恐，但能够有幸担此托付，又使我备感欣慰。其实，正是这些患者的存在，赋予了我们这些医生生活和工作的意义和价值，并使之充实而多彩。

　　我同方教授的认识过程并不曲折，同人世间任何一次无意的邂逅一样，更多的是出于偶然，但就是这样看似平常的一次相遇，使他成为我的患者和朋友，这里面也许的确有一些戏剧性的成分。

　　那是一个阴郁的秋日的上午，天阴沉沉的，清晨时分开始飘落的冷雨，在清冷的北风吹拂下，依然在纷纷扬扬地漫天飞洒，没有任何停止的迹象。

　　我是提前五分钟到的诊室。当我打开电脑的自动叫号系统，上面显示只有五个患者挂了我的号，明显比平时少。我在心里苦笑了一下。大家都知道农民是靠天吃饭的，有时候，医生又何尝不是呢。每逢大风、大雨或大雪等恶劣天气时，来医院就诊的患者总是要少于风和日丽的时候。当然了，急诊除外。后来，又陆续有患者挂号。

大约十点钟的时候，在我呼叫第 10 个挂号患者的时候，却始终没见有患者进来。这种情况以前也是经常有的，因为好多患者不止挂一个科的号，也有的患者家住得比较近，挂完号一看人多就先回家了，估计时间差不多了再赶过来，有时就晚了。所以我也没有在意就叫了下一位患者。在第 11 号患者进入诊室的时候，我无意间向外望了一眼。也许，就是那不经意的一瞥，让我记住了那张苍白而忧郁的脸。这是一位中年人，一身很浓的书卷气，一个黑色的公文包提在左手，背靠着墙站在我诊室的对面，有意无意地观察着诊室里的一切。在随后的一段时间里，我在好奇心的驱使下，又刻意地看了几眼，每次看过去时，他都待在那里不动，保持着一个观察者的姿态。

十一点左右，当我看完最后一位挂号患者的时候，那位观察者走进了我的诊室。当他把病历本放在我面前的时候，我看清楚了他的名字——方维纲。别在病历本上的挂号条显示他挂的是 10 号。

我不解地问："我刚才叫过您的，您怎么没有进来呢？"

他笑了一下说："哦，我想我的情况比较复杂，所以想等您看完别的患者后多占用您一点时间。"

"原来是这么回事，怪不得您才进来。说说您的病情吧。"一般来说，同这样的知识分子沟通似乎更容易一些。

他坐下来，仔细地看了我一眼，慢慢地说："我患的是糖尿病，两个月前体检时发现的。当时的空腹血糖值是 8.3mmol/L，一周后复查了一次还是 8.3 mmol/L。我没有服用任何药物，昨天早晨的空腹血糖值是 7.8 mmol/L。"

说到这里，他迟疑了一下，接着说道："我这次来就诊的目的是想咨询您几个问题。不知您是否有时间或有兴趣回答。"

"当然可以！我很愿意！"我毫不犹豫地回答。我向来是很喜欢同患者沟通的，平和诚恳的性格使我拥有着一个数目不小的固定患者群体，他们中好多人都跟我的亲人一样。

"那太好了！"很显然，他的语调显示他很高兴听到我的回答。

他非常熟练地打开公文包，从里面抽出一张纸，非常郑重地用双手呈送到我的手里："就是这些问题。可能是多了一点儿，请您谅解！"

我在日常的门诊和病房的临床工作中见到过很多这样的问题清单，但当我拿到这一份清单时，还是不由得感到有些惊讶。

在那张白色的 A4 纸上整整齐齐地排列着以下十个问题：

1. 糖尿病的诊断标准是怎么确立的？

2. 糖尿病是怎么分型的？依据何在？

3. 2 型糖尿病的发病机制是怎样的？

4. 二甲双胍的作用机制及安全性。

5. 罗格列酮的作用机制及安全性。

6. 什么是理想的血糖控制？

7. 为什么说 HbA1c 是监测血糖控制的金标准？其含金量如何？

8. 糖尿病患者为什么会经常出现低血糖？

9. 2 型糖尿病患者应该在什么时候开始使用胰岛素？

10. 胰岛素治疗真的是一点副作用都没有吗？

"问题确实不少，而且都挺专业的。您不是学医的吧？"我抬头看了他一眼。

"哦，当然不是。我是学物理的，现在在一所大学里教授物理。"他淡淡地笑了一下。

"怪不得做事这么严谨呢！原来是位大学老师。这样吧，您坐得离我近一点儿，咱们就从第一个问题开始吧。"我把自己的椅子往里面挪了挪。

毋庸置疑，这是一个很特殊的学者型患者，我想，一般简单通俗的回答一定不会令他满意，我权且把这当成一个小型的学术讲座或学术交流吧。我的基础知识还算是比较扎实，讲课也肯定不能算是我的弱项，开工吧。我从自己的包里拿出了几张白纸，开始回答问题。我边讲边在白纸上写写画画，力图用一些简明的曲线或图表来协助我的表达，并尽可能用简明清晰的语言来阐述自己的思想。方先生听得非常认真，一边做记录，一边不住地点头示意，以表明他对我所讲解的内容的理解与认同。他也会在没有充分理解的时候及时地打断我的讲解以表示他的疑惑。我会在回答完一个问题以后简单地总结一下，并及时询问他是否已经理解了我所讲述的内容，然后再决定是否开始回答下一个问题。讲解与讨论基本上是交叉进行的。当我解答完最后一个问题的时候，几张白纸上已经画满了密密麻麻的各种曲线或图表。我看了一下手表，已经是中午十二点多了。一个多小时的时间就这么在不知不觉中飞快地度过了。

我如释重负地长出了一口气，看着依然处于凝神沉思状态的方先生，轻声地问了一句："怎么样？您是否满意我的解答呢？"

我的问话把他的思绪拉回了现实之中，他赶紧使劲地点了点头："我非常满意，郭主任，您解答得非常透彻，既解除了我的许多疑惑，也证实了我自己的一些想法。您讲得太好了！"

他再次打开公文包，从中拿出厚厚的一摞文稿："您看，这是我前一段时间读过的一些有关糖尿病的文献。"

我接过来一看，好嘛，的的确确全是有关糖尿病的医学专业文献，中文的、外文的都有，我粗略地翻了一下，估计有五十篇。几乎每一篇文稿上都画满了各种颜色的条条杠杠，有很多部分还在旁边注上了一些表示疑问的笔记。看来，方先生是非常仔细地阅读了这些文献的。这时，我才突然领悟到了，在刚才我回答他问题的过程中，他所表现出的卓越的理解力的原因所在。

"您真是没少下功夫啊！"我衷心地赞叹道。

"因为我是个爱较真的人。"他回答得非常认真。

他再次打开公文包，这次从中拿出的是几个不同颜色的小本子，他把它们依次排开摆放在我的面前，我低头一看，这不是病历本吗？而且是几家非常著名的医院的病历本。这是什么意思呢？

看到我不解的样子，方先生笑了笑："说实话，来你们医院之前，我已经去过很多家医院了，也看了很多位医生。不瞒您说，您是唯一认真而准确地回答了我全部问题的人。您所表现出来的耐心和您对相关知识的把握程度让我感动。我今天决定，以后我的病就交给您了，您是值得信赖的人。"

我听了他的话，既高兴，又有些惆怅。我拿过那些病历本，快速地翻看了一遍，沉默了片刻，说道："谢谢您对我的评价和信任，我其实是一个非常普通的内科医生，只是今天碰巧有足够的时间解答了您的疑问。要不是今天的大雨，我肯定不会有这么多的时间与您进行如此充分的交流。所以，其实是天气帮了我们的忙。在您就诊过的医生中，有好几位都是我非常熟悉的教授，有的还是我的好朋友，他们的水平都远在我之上。他们之所以没能很充分地回答您的问题，只是因为他们的患者太多了，实在是太忙，没有充裕的时间与您交流，这点还请您理解。您下次来的时候，如果赶上我的患者很多，我也不会跟您谈这么多的问题。"

"看来我选择今天来真是没错，我也知道您的患者非常多，您过去一年的专家门诊量在全院的临床专家中排名第三，在全院的临床科主任中排名第一，没错吧？"他意味深长地看了我一眼。

我一下子愣住了，因为他说的是事实，我是两周前才知道的。可是他怎么会知道呢？

看到我吃惊的样子，他笑了："告诉您吧，我有内线。您不用问是谁。我觉得这个数据是能够说明一些问题的。再说了，在我今天进入您的诊室之前，我已经在门外观察了将近一个小时，我相信我自己的眼睛。"

他开始收拾自己的东西。我拿起那几张画得密密麻麻的白纸正准备丢进纸篓，他拦住了我说："这几张纸能送给我吗？"

"当然可以。有什么用吗？"我把纸递给他。

"当然有用了，我拿回去再复习一下。对了，您是每周二和周四上午出门诊吧？我周四上午再过来，该怎么治疗，我就全听您的了。还有，冒昧地问一句，您能把您的电话号码告诉我吗？"

"没有问题！您记一下吧。"我把手机号码和办公室的座机号码都告诉他了。看得出来，他很高兴。随后，他也给了我一张他的名片，这时我才知道，这是一位来自一所非常著名的高校的物理学教授。

周四上午，方教授如约前来，开始接受正规治疗。

此后，他每个月都如期前来，每次都要或多或少地同我讨论一些有关的学术问题，或交换一些相关的学术资料。现在，方教授的血糖、血脂等指标都控制得非常理想，我们也成了比较好的朋友。

春节前的一天晚上我刚下班，电话响了，我一看，是方教授。"是郭主任吧，您后天下午有空吗？我刚拿到美国糖尿病学会最近公布的 2008 版的糖尿病诊疗标准，还有另外几篇文献，您肯定感兴趣。您帮我解读一下可以吗？"

我想了一下，星期三的下午还真是没有什么特殊安排，就回答说："可以的，您过来吧，下午两点，我在办公室等您。"

放下电话，我笑了，这个方教授，到底是个搞学术的，消息还真是灵通。这个诊疗标准是一个月前才公布的，我也是两周前才拿到的。我只是浏览了一下，并没有非常详细地阅读，看来晚上有事干了。

我一直认为，医生应该向患者学习，因为每个患者本身都是一本活生生的教材。同时医生也应该尽力当好患者的老师，努力给患者传授更多相关的医学知识。这话说起来容易，但要真正做好，有时可能还真不是件容易的事。

我想，要是多一些像方教授这样的学者型患者，医生想不进步都难。他们给予我们的，不只是挑战，更多的是动力。

我很庆幸自己选择了医生这样一个职业，使我有机会结识这么多生动而真实的生命并能够有机会尽自己的所能去帮助他们。

　　承担如此沉重的生命之托，使我深感惶恐，但能够有幸担此托付，又使我备感欣慰。

　　其实，正是这些患者的存在，赋予了我们这些医生生活和工作的意义和价值，并使之充实而多彩。

# 意外的发现

真相，固然令人沮丧，但是，潜藏的真相，却常常引致更大的忧伤。所以，很多意外的发现是值得庆幸的，因为往往正是这些意外的发现才帮助我们躲避了很多意外的结局。

仅凭从门外传来的那爽朗的笑声，我就知道是老周来了。

老周是我的老患者，同时也是我的老朋友，我和老周的相识算来已有十余年的历史了。

十多年前的一个夏天，老周在体检中发现血糖值异常升高，在体检部门的建议下，来我院就诊。那天恰好我出门诊，他挂了我的号，我们就这样遇见了。经过进一步检查，老周在我这里获得了一个新的身份——2型糖尿病患者。

老周属于那种可以称为"模范"的患者，每月一次的就诊几乎是风雨无阻，平时的服药和监测血糖也做得一丝不苟。

老周的性格非常开朗，总是一副非常开心的样子，是个天生的乐天派。我是东北人，很喜欢同这种性格的人打交道，时间一长也就逐渐熟悉了，慢慢地也就变成了朋友。

老周进了诊室坐定后，先是热情地问候，然后便开始汇报他在过去的一个月里血糖值的变化情况，我一边听他讲，一边翻着他递给我的血糖值记录本，仔细地浏览着上面的每一条记录，总的来说，老周这一个月的血糖值是比较平稳的，只是近一周的餐后血糖值略有升高。我开玩笑地问老周："最近是不是在饮食方面对自己要求不够严格呀？您可不能放松警惕啊！您是资深病号，应该很有定力了。"

"郭大夫，这可不怪我老爸，都怪我，责任全在我一个人身上。"一个洪亮的声音从老周身后传来。

我这才发现，在老周身后还站立着一位身形彪悍的青年。

老周赶紧介绍说："这是我的儿子，叫周扬，我以前跟您提过的。他今天没事，非要陪我一起过来，一来是陪我看病，二来是想见见您。"

周扬冲我笑了笑："郭大夫，您好，久闻您的大名啊，我爸经常跟我们提起您，说您非常和善，一直对他特别关照，我就一直想找个机会见您一面，当面表示一下感谢，今日终于如愿了。我爸的病让您费心了，谢谢您这么多年的精心呵护。真的是非常感谢！"

"您别客气，这都是我应该做的，其实我对其他患者也是一样的，这是我的本职工作嘛！"我笑着回答说。我表面上表示不用谢，但心里面还是很高兴的。

"虽然是您的本职工作,但是像您这么和善的医生还真的是不多见,我今天终于可以理解为什么我爸爸对您评价那么高了。"周扬停顿了一下接着说道,"我刚才说责任在我是这么回事,我平时在国外工作,最近刚回来,两年多没见父母了,为了弥补一下平时的遗憾,也是为了聊表孝心吧,我几乎是强迫性地带着我爸妈按照美食地图的指引高强度地横扫了很多条美食街,没想到,好心干了坏事!"

"哦,怪不得呢,那就可以理解了,好在你爸还算比较有节制,所以血糖值没有出现太大的波动。不过,你这种孝敬父母的方式可是值得商榷啊!"我略有所思地说。

周扬也笑了:"呵呵,我只是想着让爸妈高兴高兴,也没想那么多。我其实也是想借机给自己解解馋,我平时号称美食家,对中外美食一直情有独钟,自然不能放过这次回国的机会。"

我看了看他那高高隆起的腹部,微笑着说:"你这么喜欢美食,就不怕得糖尿病,重蹈你爸的覆辙吗?"

"啊?不至于吧!好吃的人多了,哪那么容易就得糖尿病了呢!"周扬似乎已经有些紧张了。

我非常认真地看了他们父子一眼:"真不开玩笑,咱们今天就检测一下吧。"

"我可是吃了早饭过来的。"周扬好像不太情愿。

我赶紧说:"没关系,咱们今天就查个随机血糖和糖化血红蛋白。你去挂号吧，然后我给你开化验单。"

抽血的过程很顺利，两个小时后，结果出来了，随机血糖值为14.5mmol/L，糖化血红蛋白值为8.3%，血脂水平也不正常。

周扬的脸绿了，老周的脸也绿了。

第三天早上，周扬如约再次来到医院，检查了空腹血糖和餐后血糖。结果很不乐观，空腹血糖值为9.6mmol/L，餐后2小时血糖值为15.8mmol/L。对这个结果，周扬很不甘心。我说没有关系，可以改天再查一次。

五天后再次复查，空腹血糖值为8.9mmol/L，餐后2小时血糖值为13.6mmol/L。

周扬依然有些不甘心："不能啊！我可是一点感觉都没有啊！糖尿病患者不都有'三多一少'的症状吗？不是要有'三多一少'才能确诊为糖尿病吗？"

我笑了笑说："看来你对糖尿病是有所了解的，但是你的理解并不是很全面。第一，'三多一少'确实是糖尿病的典型临床表现，但大多数早期糖尿病患者的临床表现并不典型，甚至可能没有任何症状，你就属于后一种情况。第二，糖尿病的确诊并不依据症状，主要依据血糖水平。具体的诊断标准我已经非常详细地向你介绍了，想必你也已经很熟悉了。"

我清了清嗓子，严肃地对周扬说："所以，你就不要再有侥幸心理了，你现在的主要任务就是调整心态，面对现实，积极地接受治疗。"

周扬的表情显得有些无奈，我在那无奈中看到的是无以言表的失落与沮丧，我拍了拍他的肩膀："别太难过了，患了糖尿病的确很麻烦，但也没有什么大不了的，患糖尿病的人多了去了，既来之，则安之嘛！控制得好的话，你完全可以和正常人一样工作和生活。你回家后好好读一读你爸买的那些关于糖尿病的书和杂志，你们爷俩也好好地交流一下，你爸爸在这方面可以顶半个专家了。"

我简略地向周扬介绍了控制饮食的方法和加强运动方面的一些基本原则，给他开了两种口服降糖药及一种他汀类调脂药物，并仔细交代了服用方法及相关的注意事项。

两周后，周扬回美国之前又来了趟医院，一方面复诊，一方面告别。

经过两周生活方式的改善及药物治疗，周扬的血糖水平已经有了明显的改善，情绪也明显好了许多。我嘱咐他回去后不要掉以轻心，务必要坚持控制饮食和规律运动，定期监测血糖和血脂的变化，及时调整治疗药物及药物剂量。周扬表示一定照办。

周扬走了，看着周扬落寞的背影，我突然之间感到有些不忍。人家本来是高高兴兴地回来度假的，却因为我的一句玩笑，意外地戴上了糖尿病患者的帽子，他会不会后悔这次的回国之旅呢？可我转念一想，其实他应该庆幸才是，如果没有这次回国度假，或者没有陪同他爸爸看病的经历，他也许就不会被诊断为糖尿病及血脂紊乱患者，但是，对周扬来说，疾病已经是一种客观存在，不知晓，就无从干预，随着病程的进展，他罹患各种并发症的风险就会显著增加。所以，无论如何，及时发现、及时诊断都应该是一件值得庆幸的事。因为只有早期发现才能有机会早期干预。而越早干预，对结局就越有利。如果能在疾病的早期就给予及时、准确的干预，就可以有效遏制疾病的进展，预防各种慢性并发症的发生和发展。

有些真相固然令人沮丧，但是，潜藏的真相，却常常引致更大的忧伤。

很多意外的发现是值得庆幸的，因为往往正是这些意外的发现才帮助我们躲避了很多意外的结局。

祝愿周扬能和他的爸爸一样，以乐观和理性的态度对待疾病，用智慧和勇气控制好疾病，在以后的人生道路上继续轻松前行。

# 温老的问题清单

　　法国作家巴尔扎克说过，生活的智慧大概就在于逢事都问个为什么。我想，对于糖尿病患者来说，与"糖"共舞的智慧也是来自于凡自己有疑惑的地方也多问个为什么吧。做个智慧的患者，自然可以免除很多无知的代价。

　　每次看到温老出现在诊室门口的时候，我都会感到非常开心。

　　温文尔雅的温老属于比较喜爱提问题的患者那一类，我想，这一定是同她长期从事教学工作的经历有关吧，温老已经退休十多年了，但是喜爱思考的习惯一点都没有改变。温老提出的问题可以说是五花八门，包罗万象，简直就是一部《十万个为什么》。

　　温老有一次特别认真地问我是不是比较讨厌像她这样总是喜欢喋喋不休的患者，我也非常认真地回答她说不会的，并劝其不必多虑。其实对于这类患者，我本人还是比较喜欢的。只要时间合适，我非常愿意认真细致地解答他们感兴趣或急于想了解的问题。我认为喜欢提问题说明他们是对自己的健康负责任的人，因此，想对自己的病情和所接受的治疗有更多的了解。这是非常好的一件事情。

我一直认为，在大多数情况下，患者对自身所患的疾病和所接受的治疗了解得越多越好。患者对疾病了解得越透彻，就越能更好地配合医生的治疗。因为在糖尿病的治疗方面，患者绝对是主体，如果患者不肯积极参与，病情很难获得良好的控制。因此，医生一定要利用各种机会给患者灌输有关的知识以加深他们对这一领域的了解。碰到患者特别多的时候，我也会尽量简洁地回答他们的问题，向他们说明情况，并请他们谅解。

温老是在两年前被诊断为糖尿病的，当时，她为此懊恼了很长一段时间，随着她对糖尿病了解的逐步深入，心情也逐渐平复了。温老对自己的病情给予了极大的关注，每次就诊，温老都会抓住各种机会咨询自己感兴趣的问题。

但是，在就诊初期，经常令她感到困扰的是，原本来医院前准备好了很多想要请教的问题，到了医院却怎么也想不起来了，她急得直上火，只能不停地埋怨自己的记性太差了。我劝她说，年纪大了，好忘事，这是很正常的，没关系，回去好好想想，下次来就诊时再问也不迟。可是到了下次就诊时，老太太又忘了，又是急得抓耳挠腮、坐立不安，感觉非常懊丧。

"你说怎么办呢？郭大夫，我这臭记性真的是无可救药了！出家门的时候我还记得清清楚楚呢，可是一进医院就什么都想不起来了。唉，真的是老朽了！"温老感到有些无可奈何。

我非常理解温老的心情，我想对于患者来讲，他们关心的这些问题看似简单，却可能关系到疾病管理的方方面面，并影响到治疗和预后的总体效果，及时澄清某些模糊的认识对提高患者对疾病的认知及其对治疗的依从性是非常必要的。

我给温老出了个主意："您当老师时不是经常提醒学生认真记笔记吗？常言道，好记性不如烂笔头，这话一点没错。您就准备个烂笔头，再专门准备一个小本子，随时记录下自己想要了解的问题，定期把这些问题汇成一个问题清单，每次来医院就诊时想着带上，及时出示给医生，这样，问题不就解决了吗？"

温老听了连声说好。

温老回去后，真的专门准备了一个笔记本，把她平时产生的种种困惑和疑虑，及时地一一记录下来。每次就诊时随身携带，见到医生的时候照单逐个提问，这样就不会再发生疏漏了。如此一来，好遗忘的问题就解决了，温老非常开心。

我经常提醒温老，一定要养成有问题随时记录并定期整理的习惯，这是避免遗忘的最好办法。

但是，我很快发现，温老的问题太多了，每次都全部回答几乎是不可能的，为此，温老还跟排在她后面的患者闹过几次不愉快。

在一次不愉快的争辩后，我诚恳地建议温老："作为一位老患者，我希望您能够设身处地地理解其他患者的感受，您想想看，您就诊时，如果等待的时间过长，不也一样会郁闷吗？所以，我建议您在每次来医院前把前一段时间里所记录的问题认真地整理一下，按照轻重缓急排个顺序，因为您并不确定在您就诊的有限时间里，医生是否会有足够的时间来回答您的全部问题。这是一个非常实际的问题。这里面也有个互相理解、互相尊重的问题。您把问题分出轻重缓急，就可以根据就诊当天的具体情况随机应变地调整提问题的数量，既问了最想问的问题，医患双方也不至于太尴尬。"

温老听了我的建议，觉得很有道理，并表示理解。她也真的那样做了，患者少的时候她就多问几个问题，患者多的时候，就挑出最紧要的问，这样一来，其他患者也就不说什么了。

问题清单解决了遗忘的问题，可新的问题很快又出现了，那就是对医生的解答也同样会遗忘，明明是已经问过的问题，回家以后却想不起来医生是怎么回答的了，无奈之下，只好下次就诊时再问一次。

对此，我建议温老以后每次从医院回家后，把从医生那里所获得的解答好好地回忆一下，简单地梳理一下，然后用自己所熟悉的简洁易懂的方式记录在笔记本上，有空的时候就翻一翻，不时地加深一下印象。这样，日积月累，时间长了，就会积累下许多有用的知识。如果能一直坚持下去，就不得了了，也许就真的能"久病成医"了。

温老听了我的建议后，觉得这个办法非常好，表示当天回去就会照此办理。

一般来说，像温老这样每次就诊时都要"喋喋不休"的患者确实让一部分医生头痛。一些脾气比较急躁的医生也会感到不胜其烦而表现得态度生硬、简单粗暴。碰到这样的医生温老就会感到很受伤。

我多次安慰温老，并建议："毫无疑问，您准备好了问题是要提问的。但是，究竟该如何提问，如何出示您的问题清单，这里面还是很有学问的。当您去医院就诊时，您一定要观察一下当天患者的就诊情况，如果您就诊的医生当天挂号的患者特别多，医生就不太可能花费太多的时间来回答您的问题，因此，您提问题的时候一定要突出重点，挑出最迫切想了解的问题，简单明了地发问，其余问题可以等下次就诊时再问。您不仅要考虑到医生的处境和心情，也要考虑其他患者的处境和心情，设身处地地想一想，就可以理解了。如果当天的患者不是很多，您就可以适当多问一些问题。其实，如果您不清楚当天就诊患者的数量，也可以直接征求医生的意见，比如，您可以问：'我能提几个问题吗？''我还能再问一个问题吗？'然后根据医生的回答来确定如何提问。一定不要误解医生的一片苦心。咱们医患之间的沟通，互相理解、互相体谅是非常重要的。这才是一种实事求是的态度。"

我还告诉温老："其实不同医生对待喜爱提问的患者的态度是不一样的，这点希望您理解，毕竟大多数医生都非常繁忙。但是，如果您就诊的医生即使不忙也不愿意回答您的问题，您就应该考虑一下，您是不是问了不该问的问题或令医生难以回答的问题，如果没有的话，下次就诊时，您也可以选择另外一位医生。但我希望您每次都能遇到善良、有耐心、乐于助人又技术精湛的医生。"

温老对此表示理解。

随着时间的流逝，温老一如既往地乐观，一如既往地问着五花八门的问题，她的笔记本也换了一本又一本。温老对糖尿病的了解自然是与日俱增，她在糖尿病病友中的声望也在逐渐提高，她也乐意与病友们分享她对糖尿病的了解与认识，不经意间成了糖尿病知识的义务宣传员。

法国作家巴尔扎克说过，生活的智慧大概就在于逢事都问个为什么。我想，对于糖尿病患者来说，与"糖"共舞的智慧也是来自于凡自己有疑惑的地方也多问个为什么吧。做个智慧的患者，自然可以免除很多无知的代价。

# 大夫，有便宜点的药吗？

生老病死是人的宿命。医学的起因和发展的主要驱动力不就是对人的关爱吗？医学是科学，但又不仅仅是科学，医学的发展包含了社会性和人文性，过于强调医学的科学性和科学化则会导致医学的迷失，使本应浸润着人性温暖的医学丧失其应有的温度。我想，我们这些以救死扶伤为使命的白衣人更应该深刻地意识到，医学不仅是科学，更是"人学"，对生命本体的尊重与体恤理应成为医学人文精神的核心。敬畏生命，才能不辱使命。

"大夫，有便宜点的药吗？"患者的声音很轻，我看得出，他说话的时候有些迟疑。

这个患者一进门就让我感到有些奇怪，因为他一直低着头，显得有些局促和不安。我请他坐下的时候，他望了我一眼，就马上又把头低下了。他穿着极为朴素，满是皱纹的脸上写满了紧张与懊丧，手里紧紧地攥着一个蓝色的购物袋，皱巴巴的，上面还沾了一些泥，显得不是很干净。我示意他可以把购物袋放在旁边的窗台上，他摇了摇头。

"您怎么不好？"我轻声地问道。

他抬头看了我一眼，轻声地说："我患了糖尿病，去年夏天在县里的医院确诊的。一确诊，大夫就让我打胰岛素，每天打两针，但是血糖控制得一直不怎么好。我不太想打胰岛素，打起来怪麻烦的，耽误事。再说，胰岛素也挺贵的，我是个农民，经济上不太宽裕，感觉有些承受不了。"

他停顿了一下，接着说："我打了半年多，后来实在不想打了，就自己把胰岛素停了。"

"那您停了胰岛素以后，改用其他什么药物治疗了吗？"我插问了一句。

"什么药都没有用。"他有些不好意思地说。

"为什么呢？"我好奇地问道。

"我去县医院告诉医生我不想打胰岛素了，问能不能改为吃口服的降糖药物，结果医生把我训了一顿，还是让我接着打胰岛素。"

"那您为什么没有接着打呢？"我接着问道。

"我就是不想打了，但又害怕这样会很快产生那些可怕的并发症，所以，我左思右想了一个多月，就坐火车直接来北京了。我就是想让北京的大医院的大夫给看看，我不打胰岛素到底行不行。"他的语气中透出了一丝倔强。

"哦，原来如此啊，您是昨天刚到的北京吗？"我随口问了一句。

他摇了摇头："我已经来一周了。"

"那您怎么今天才来看病呢？您是顺便去旅游了吗？"我感到有些奇怪。

他苦笑了一下："我哪有心思去旅游啊！再说哪有闲钱呢！我是下了火车就直接去医院了，说实话，我都已经去过两家医院了。"

他从口袋里拿出两本病历，轻轻地放在我的面前说："我抽血都抽了两次了，结果都在这里。我看的两位专家都说我不打胰岛素只口服降糖药是可以的，我非常高兴，这是那两位教授给我开的处方。"

我把他在两家医院的检查结果仔仔细细地看了一遍，他的血糖值的确并不算太高，空腹血糖值在 7mmol/L 到 9 mmol/L 之间，餐后 2 小时血糖值在 11 mmol/L 到 13 mmol/L 之间，糖化血红蛋白值为 8.3%，胰岛功能检查的结果也还不错。以他这种情况，通过服用口服药控制血糖是没有问题的。

"您都看完病了，怎么又跑我们医院来了？"我不解地问。

他叹了口气说："唉，主要是他们给我开的药我觉得有些贵啊，我拿着药方去划价，一听价格就吓到了！没敢交费取药就跑了。"

我拿过那两张处方仔细地看了看，治疗方案和药物选择可以说都是非常合理的，没有任何问题，只是价格略微高了点，这对于医保患者或经济状况略好一些的患者来说是肯定不成问题的。可是，这位患者却来自经济状况不太好的农村，我想，可能正是这一点在无意中被忽视了。

我告诉他："这两位教授都是非常棒的专家，我们都很熟悉的，他们给您开的处方也都是非常合理的，肯定能把您的血糖控制得很好。但是，如果您觉得他们开的药物的价格难以承受的话，我可以给您换便宜一点的药物，效果肯定也是差不多的，这点请您放心。"

我停顿了一下，接着说道："您如果能把饮食控制得更加严格并适当增加运动量的话，我们也可以尝试只用一种药来控制您的血糖。我送您一本关于糖尿病的书，您回去抽空好好读一读，努力照着去做，血糖一定会控制好的。"

他听了非常高兴，连声道谢，从进诊室后一直就紧锁着的眉头一下子就舒展开了。

我给他开了一种价格比较便宜但疗效确切的经典的降糖药物，仔细地告诉了他具体的服用方法、服用期间的注意事项、服用期间可能发生的不良反应及应对措施等，并告诉他如何根据血糖值的变化调整药物剂量，患者非常认真地倾听并记录着，不时地点头。我还重点提醒他控制饮食和适当运动的重要性。

患者千恩万谢地走了，我看得出来，他走的时候非常开心。

我也很高兴，发自内心的高兴。

三个月后的某一天，我意外地收到了从内蒙古某偏远地区寄来的一个包裹，包裹不大，外表脏兮兮的，寄件人的名字非常陌生。

这是谁寄来的呢？寄的又是什么东西呢？我有些好奇。

我小心翼翼地打开由一个现在已经比较少见的深灰色的大手绢做成的包裹皮，发现里面是一小包蘑菇和一张皱巴巴的纸，打开折叠的纸并把它抚平后，我读到了这样一段文字："尊敬的郭大夫您好，我是您的一位患者，三个月前去北京找您看过病，您可能不记得我了，但我会一直记着您，您是北京大医院的专家，却能对我这样一个来自偏远牧区的老农民那么客气，这让我很意外，也让我非常感动，我觉得您是个大好人。我不知道该怎么报答您，这点蘑菇是我自己采的，一点心意，您别笑话。我现在血糖控制得很好，再次感谢。祝您一生平安！"

读完信后，我感到有些茫然，我梳理着自己的思绪，使劲地回想着，这会是哪位患者呢？想来想去，我隐约地想起了那位曾为药价发愁的脸上爬满了皱纹的老人，那位善良的老人不就来自内蒙古偏远牧区吗？或许就是他吧。

看着那一小包蘑菇，我突然感觉瞬间有一股暖流涌进了我的内心，那来自遥远的内蒙古草原的敬意深深地打动了我，让我的心绪久久不能平静。

我其实只是做了一位医生应该做的本职工作而已，却得到了患者如此真诚的回应，这让我非常感动，也让我深受鼓舞。

我想，绝大多数患者对医生、对医院的要求其实真的很简单，就是希望在就诊的过程中能够获得公平的待遇，得到应有的尊重。

套用某句时下非常时髦的话，就是希望能够"站着把病看了"。

我联想起协和医院妇产科的郎景和大夫说过的一段话："行医是个过程，医生的一招一式体现的是技术，更是内在品格；就医也是个过程，患者每时每刻不仅关注结果，更注重内心感受。"所以，如果我们在诊疗的过程中只关注疾病的治疗，而忽视了患者的内心感受，患者就很容易感觉受到了冷落，他会觉得医生所关注的只是他所罹患的疾病而已，而不是他这个人。

我记得郎景和大夫还说过："如果没有关爱，医学的价值几乎等于零。"据我所知，有很多人是不赞同这个观点的，甚至认为有些言过其实。但我觉得这句话虽然说得非常严厉，但并非"危言耸听"或"大言惑众"，仔细研读之后，你会发现，其寓意是非常深刻的。

生老病死是人的宿命。

医学的起因和发展的主要驱动力不就是对人的关爱吗？

医学是科学，但又不仅仅是科学，医学的发展包含了社会性和人文性，过于强调医学的科学性和科学化则会导致医学的迷失，使本应浸润着人性温暖的医学丧失其应有的温度。

我想，我们这些以救死扶伤为使命的白衣人更应该深刻地意识到，医学不仅是科学，更是"人学"，对生命本体的尊重与体恤理应成为医学人文精神的核心。

敬畏生命，才能不辱使命。

# 执着，是一种无形的伤害

在很多情况下，执着是一种优点，是诸多成功者的基本素质。但是，在某些情况下，执着也会使人固执己见，逐渐偏离通向真理的轨道而不自知。所以，过于固执，往往就等同于愚顽了。打破一些错误的固有观念固然不易，然而却是必须的。及时改变一些错误的认知，就可以及时减少一些无知的代价。我们必须放下执念，才有机会走近真相。

"这就是我的父亲，我可是费了很多口舌才把他劝过来的！"说话的是我院某科室的刘医生，刘医生长得胖胖的，是个典型的乐天派，平日里总是一副笑眯眯的样子。

顺着刘医生手指的方向，我看到了一个身材中等、皮肤黝黑的老人。

"哦，刘叔叔您好，请坐过来吧。"我赶紧站起来向老人打招呼，并示意老人在桌旁坐下来。

刘医生待老人坐定后，把挂号条和病历放在我面前的桌子上，有些抱歉地说："这回老爷子终于同意来了，真不容易，给你添麻烦了！"

刘医生的父亲的事我是知道的，刘医生已经不止一次同我说起过她父亲的病情以及她的忧虑。

刘医生的父亲是一位曾经很有成就现已退休多年的电气工程师，在三年前被诊断为糖尿病，这件事对刘老先生的打击很大，因为刘老先生的一位最好的老朋友就是因患糖尿病控制不佳导致糖尿病足，久治不愈，最后不得不截肢，并在截肢手术后不久就离开了人世。

刘老先生在被告知得了糖尿病以后，郁闷了很长一段时间，对他来说，这是一件非常难以接受的事情。刘老先生不抽烟，不喝酒，也从不大吃大喝，还有经常锻炼的习惯，但还是没有躲过糖尿病的袭扰。刘老先生觉得这一切真的是太不公平了。五年前好友的离世让刘老先生意识到了糖尿病的可怕，他在生活习惯方面变得更加谨慎了，但是他最担心的事还是不可避免地发生了。

刚得病时，社区医生建议刘老先生口服降糖药治疗，但被刘老先生拒绝了。刘老先生从心底里不相信那些降糖药物，他认为药物说明书上所列出的副作用都是他无法接受的。在他的印象里，他的那位老朋友每天都要吃好多的药，但还是没能摆脱截肢和死亡的命运，他甚至认为，如果他的朋友不吃那么多药，可能就不至于出现那么多问题，说不定还能多活几年呢。

刘老先生打定主意要通过控制饮食和加强运动来控制血糖，在几位热心的糖尿病病友的指导下，刘老先生开始了艰辛的降糖之路。

毫无疑问，刘老先生是意志坚强的人，在制订了严格的饮食计划后，在执行方面绝对是一丝不苟，近乎苛刻。

控制饮食不是问题，问题是如何控制饮食。

刘老先生对原来的饮食习惯进行了大刀阔斧的整改。主食方面，只进食粗粮，几乎完全告别了细粮。副食方面，刘老先生也毅然决然地告别了肉、蛋类食物，转以蔬菜为主，炒菜只放一点点植物油或者根本就不放油。刘老先生的老伴对此颇有微词，但考虑到老头子的血糖，也就忍下来了，老夫老妻本来就该同甘共苦、同舟共济嘛。

几个月下来，老两口的体重都有了明显的下降。可喜的是，刘老先生的血糖也确实控制在了良好的水平。刘老先生再接再厉，继续严格控制饮食，同时也坚持着规律的体育锻炼。刘老先生也定期进行血糖的监测。

这种情况持续了两年多的时间，令人担心的情况还是出现了，刘老先生发现自己的血糖出现了稳步的升高，刘老先生加大了饮食控制的强度，每顿饭几乎都只吃半饱，经常被饿得头晕眼花，但血糖监测的结果却没有任何起色。

刘医生多次督促父亲到医院接受正规药物治疗，都被刘老先生拒绝了。刘医生也找了一些关于糖尿病的科普书请刘老先生阅读，但刘老先生很固执，固执己见，不为所动。刘医生也无可奈何。

而今天，刘老先生居然露面了，这多少让我有些意外。

"你可能已经听说了，我是不太相信医生的。"刘老先生看了我一眼，语气平静地说，"我觉得目前的大多数医生是不太动脑子的，他们思考问题的方式片面而固执，他们总是过于强调药物的作用，而常常忽视了改善生活方式的重要性。每次当我提出对药物的忧虑，表示出些许的抵触情绪时，他们就不愿理我了，可能他们都觉得我是个不可理喻的人吧。而每当我向他们咨询一些有关改善生活方式的秘诀和注意事项时，他们则大多表现得兴味索然，往往以患者多为借口，三言两语，敷衍了事。"说到这里，刘老先生叹了口气。

我趁机插话说："我觉得他们不一定是不愿意回答您的问题，而是这些问题不是几句话就能说清楚的，您也看到了，门诊患者那么多，他们不可能在每一个患者身上花费太多的时间，否则，别的患者会有意见的，这点还请您谅解。"

"这倒也是，我还以为他们就是不爱搭理患者呢。"刘老先生点了点头，"不过，我觉得你同他们可能不太一样，我女儿给我买了很多糖尿病方面的杂志，我读过你的许多文章，凭直觉，我判定你是一位有耐心并有责任心的好大夫。所以当我决定来看病的时候，就让女儿带着我来找你了。"

"谢谢您对我的肯定。"我笑着说。

"我这次来是想同你探讨几个问题的，你看如何？"刘老先生恳切地说。

"当然可以，您尽管说，您的疑问是什么呢？"我赶紧表态。

刘老先生从口袋里拿出了一个笔记本，翻开后摆在我的面前说："你看，这是我被诊断为糖尿病以后这三年的血糖值记录。我刚诊断的时候，血糖值并不是很高，那时空腹血糖值多在 7 mmol/L 至 10 mmol/L 之间，餐后血糖值在 9 mmol/L 至 14 mmol/L 之间，我一直没有用药，但是我一直非常严格地控制饮食和加强运动，血糖值很快就下来了，我特别高兴，这也坚定了我通过改善生活方式来控制血糖的信心。但从去年年底开始，我发现血糖值有些不对了，空腹血糖值大于 7 mmol/L 和餐后血糖值大于 10 mmol/L 的情况越来越多了，我对饮食的控制几乎到了无以复加的地步，但血糖水平就是不见好转，而且体力也越来越差，总是感觉很乏力，时常会头晕，还经常感冒，你说这是为什么呢？"

刘老先生说话时有些激动，表情里充满了不解和困惑。

我安慰刘老先生说："您别激动，我觉得对您来说，有两个问题：第一，您对饮食控制有误解；第二，您对降糖药物有误解。"

"什么误解？"刘老先生的眼睛一下子睁得很大。

"您有没有感觉到您这三年发生了什么变化呢？"我问道。

刘老先生想了想说："最大的变化是我的体重明显减轻了，但体质也变差了，体力明显不如从前。"

我笑了笑说："您知道您刚进诊室的时候我是什么感觉吗？"

"不知道！"刘老先生困惑地摇了摇头。

"您让我吃了一惊，我还以为您是从旧社会里穿越回来的呢！您平常不照镜子吗？您都憔悴成什么样子了，您自己不知道吗？"我看了一眼站在旁边的刘医生。

刘医生赶紧说："就是啊，我跟他说过好多次了，他根本不往心里去，别人还以为我虐待父母呢！"

我把血糖记录本还给刘老先生："我觉得您把饮食控制简单化了，饮食控制可不是只吃粗粮和蔬菜就万事大吉了，控制总热量是应该的，但不是越低越好，要量出为入，实现平衡。还要强调均衡饮食，要保证基本营养物质的摄入，这个问题不是几句话就能表达清楚的，门诊时间有限，我们另外找个时间好好聊聊。还有，饮食控制的降糖效果毕竟是有限的，任何患者都不可能一直通过饮食控制把血糖控制在理想的水平，因为糖尿病是一个进展性的疾病，随着病程的进展，您的胰岛中合成和分泌胰岛素的 β 细胞的功能是会进行性下降的，所以，药物治疗是每一个患者最后都无法回避的选择。您对药物有顾虑，可以理解，这说明您对药物有误解。其实，大多数药物都是值得信赖的，只要我们能够合理地使用，安全性是有保证的。相反，您规避药物，任由血糖长期处于失控状态，必然会导致糖尿病并发症的发生和发展，这个危害比疾病本身大得多！

您权衡一下，是不是这个道理？"

刘老先生点了点头："我最近读了很多相关的书，我的观念也在改变。我已经意识到了我以前的一些观念可能确实是有问题，今天你说的这些我都能理解和接受。我今天能到医院来，也是有了心理准备的。就听你的意见吧，一切都交给你了。"

"好啊，我们先做一些相关的检查，然后我给您定个药物治疗方案，咱们保持定期的沟通，大家一起努力，争取把您的血糖控制好。您看怎么样？"我为刘老先生的转变感到高兴。

一周后，刘老先生再次来到门诊，开始接受正规的药物治疗。

我也抽空在非门诊时间为刘老先生讲述了一些在饮食方面应该把握的基本原则和具体措施，刘老先生也都虚心地表示了认同，毅然摒弃了原有的控制标准，主食、副食的摄入量和种类都较之前有了大幅度的改变。

过了一段时间，刘老先生感到体力有了明显的恢复，老两口的心情也都有了非常明显的好转。三个月后，刘老先生的面色逐渐变得红润，体重也有所恢复。空腹血糖值、餐后 2 小时血糖值及糖化血红蛋白值都控制到了理想的范围内。

刘医生为父亲的改变感到高兴，多次对我表示感谢。

看到这些变化，我也感到非常欣慰。

在很多情况下，执着是一种优点，是诸多成功者的基本素质。但是，在某些情况下，执着也会使人固执己见，逐渐偏离通向真理的轨道而不自知。所以，过于固执，往往就等同于愚顽了。

打破一些错误的固有观念固然不易，然而却是必须的。及时改变一些错误的认知，就可以及时减少一些无知的代价。

我们必须放下执念，才有机会走近真相。

# 我必须要测血糖吗？

"降血糖与打枪是有一些相似之处的，打枪要瞄准，降血糖也一样要瞄准，否则不成瞎降了吗？降糖方案的选择以及药物剂量的确定不可能是一蹴而就的，而是要根据血糖监测的情况不断进行调整。血糖监测得越充分，治疗方案的调整就会越及时、越准确。像您这种没有血糖监测引导的治疗不是盲目的治疗又是什么呢？……"

对面的王总是由我院的一位退休多年的老主任介绍来的，在经历了多次爽约之后，今日终于如约出现在了我的诊室里。

听老主任讲，王总是他的同乡，两人算是世交。王总是山西某地著名企业家，很有经商的头脑，生意做得有声有色，美中不足的是前年在当地医院被诊断为糖尿病，这令雄心勃勃的他郁闷了一段时间，随后倒是很快就开始接受药物治疗了，但疗效如何并不清楚。在这两年多的时间里，老主任一直催他抽空来我院就诊，但王总总是以工作太忙为由一拖再拖，看来，今天总算是在百忙中挤出了空当。

"你们这些企业家要来趟医院还真不容易啊！"我笑着调侃道。

"你可不知道啊，我们王总可是大老板啊！整个企业好几千口子人，上上下下的事都得他亲自拍板，政协那边还有一大摊子事，哪有时间看病啊！"王总身后的一位衣着光鲜的年轻人抢着回答。

"不对吧，大老板哪有直接管事的？在我的印象里，大老板一般都是在高尔夫球场、会所和夜总会活动啊。"我不解地问。

王总挥了挥手，叹了口气："我也不是不想那样，只是放不下心啊。这么大的企业，出点闪失那可不得了啊！"

"这个可以理解，可您再忙也要抽时间看病啊！疾病可是耽误不起的，身体可是革命的本钱啊！您觉得呢？"我善意地提醒王总。

"其实我也知道糖尿病是一种很可怕的疾病，所以我虽然很少往医院跑，可治疗却是一直在一丝不苟地坚持着的。我知道治疗的重要性。"王总停顿了一下接着说道，"我从前年春天确诊后不久就开始接受胰岛素治疗了，而且每天都按时打针，几乎没有停过。"

"哦，那您现在打的是什么胰岛素呢？"我问道。

"我有两支胰岛素注射笔，医生给我用的是两种胰岛素，三餐前打一种短效胰岛素，睡前打一种长效胰岛素。我一直没有服用口服降糖药。"王总从包里拿出两支胰岛素注射笔放在我的面前。

"您每天三餐前和睡前都是打多少单位的胰岛素呢？"我接着问道。

"我每餐前都是打 10 个单位的短效胰岛素，睡觉前是打 12 个单位的长效胰岛素。我这两年一直都是按这个剂量打的，没有变过，我坚持得很好的，几乎没有遗漏过。"王总有些自豪地说。

"您注射的胰岛素的剂量没有做过调整？"我有些诧异，赶紧接着问道，"那您的血糖控制得怎么样呢？"

"我想应该是不错的吧！"王总对此还是比较自信的。

"怎么是应该不错呢？"我不解地问。

"您想啊，我都每天打四针胰岛素了，那血糖控制得还能差得了吗？"王总似乎有些诧异地反问道。

"那可不一定啊，您最近血糖监测的结果怎么样呢？"我继续问道。我感觉王总在糖尿病的治疗方面还有很多的错误认识需要纠正。

"我最近还真的没怎么查血糖，我确实太忙了！"王总有些不好意思地说。

"您最近没怎么查血糖？那您上一次查血糖是什么时候？"我追问道。

"哦，好像是打胰岛素之前吧。"王总迟疑了一下。

"您是说您从开始打胰岛素到现在一直没有查过血糖？是这样吗？我没有听错吧？"说实话，我确实很惊讶。

"嗯，确实如此。我想，我都每天打四针胰岛素了，控制好血糖肯定不在话下啊。再说了，测血糖又要扎针吧，要是真的按医生说的每天测四到七次血糖，那我每天得扎多少针啊！我还能正常工作吗？我的生活还有什么质量可言呢？再说了，我实在是太忙了，实在是顾不上，我每天坚持打四针胰岛素就已经相当不容易了。"王总辩解说。

我叹了口气："您真的是让我很开眼啊！我今天不想同您说太多，咱们还是先检查吧，等结果出来后，咱们再讨论吧。"

一周后，王总等人再次出现在门诊。同一周前相比，王总的神情显得有些沮丧。我从王总递过来的检查结果里读到了他沮丧的原因。化验单上的结果显示，空腹血糖值为 14.8mmol/L，餐后 2 小时血糖值为 16.4 mmol/L，糖化血红蛋白值为 9.3%。尿常规检查尿糖三个加号。

"怎么样？跟您自己想象的结果还是有很大差距吧？"我非常严肃地看着王总。

"我觉得这不应该啊！我没打胰岛素之前也就是这个水平啊，怎么我天天打四针胰岛素还是这个样子呢？这怎么可能呢？您说我该找谁说理去呢？"王总愤愤不平地说。

"没有什么应该不应该的，事实就摆在这里，清清楚楚，明明白白。您还有什么好说的？您谁都不用找，要找就找您自己吧。"我心平气和地说。

"您是觉得我还不够尽心尽力吗？我每天打四针胰岛素而且一如既往坚持不懈容易吗？"很显然，王总感觉自己很委屈。

"您当然不够尽心尽力！您在坚持打针治疗不假，但您所坚持的治疗可以说基本上是一种盲目的治疗，结果不理想是理所当然的！"我盯着王总的眼睛一字一顿地说。

"您怎么这么说呢？您凭什么说我的治疗是盲目的？我也是按照医生给我制定的治疗方案进行治疗的啊！"看得出来，王总对我的评判有些不解，我感觉他心里很不服气，似乎也有些不太高兴。

"这样吧，咱们先不说方案的问题。我先问您一个问题，打枪打得准不准取决于什么？"我笑了笑。

"应该是取决于枪手瞄得准不准吧。"王总肯定地回答。

"您瞄了吗？"我接着问。

"我瞄什么？我又不打枪。"王总困惑了。

"您是不打枪，可是您要降血糖啊，您的血糖情况到底如何，降糖治疗的方案是否合理，药物剂量是否合适，是否需要调整以及如何调整，都取决于您的血糖监测情况。您不测血糖，这一切就无从知晓。在不知道血糖具体状况的前提下坚持治疗，您的治疗就必然是盲目的，也是不可能有什么理想的结果的。没有出什么大问题已经算是万幸了。"我语重心长地说。

"降血糖与打枪的确有一些相似之处，打枪要瞄准，降血糖也一样要瞄准啊，这叫有的放矢，否则不成瞎降了吗？降糖方案的选择以及药物剂量的确定不可能是一蹴而就的，而是要根据血糖监测的情况不断进行调整。血糖监测得越充分，治疗方案的调整就会越及时、越准确。像您这种没有血糖监测引导的治疗不是盲目的治疗又是什么呢？您其实就是一直在闭着眼睛开枪，您不知道靶心在哪里，也不清楚您的每一枪都打在了哪里，离靶心有多远。您也不可能根据这些差距做出适当的调整。所以，打不着是必然的结果，打准了那才真的是怪事呢！您说我说得有道理吗？"

"哦，您说得很有道理，我好像有些理解了。看来，我以前的想法是非常片面的，有些想当然了，我可能过于自以为是了。没有想到会是这样一个结果，您给我上了生动的一课啊！"王总沉默了片刻，点了点头，"我必须要接受教训，今天回去后就天天测血糖，咱们下周再见。"

"您这回有时间了？"我笑着问道。到底是聪明人呢，一点就通。

"必须的！不瞒您说，看到化验结果后，我难过了好几天，也思考了很多问题。我觉得您说得对啊，身体是革命的本钱，身体不行了，一切都是瞎扯！这回我要踏踏实实地调理调理我的身体。我的病就拜托您了。我会定期过来的。"王总看来是下定决心了。

"好的，您有这样的决心我就放心了。我对您还是充满信心的，咱们后会有期吧。"看到王总的转变，我真的非常开心。

"后会有期！"王总同我握了握手，然后站起来，向身后的一行随行人员大手一挥，便头也不回地走了出去。

事实证明，王总是说到做到的，那天回去以后，王总不但开始认真监测血糖了，而且让手下的人把每天的血糖值绘成了曲线，我根据这些详细的血糖值记录对王总的治疗方案逐步进行了调整。两个月后，就将每天的四针胰岛素注射缩减为每天睡前的一针基础胰岛素注射，同时服用口服降糖药物。四个月后，停掉胰岛素，改为两种口服降糖药联合的治疗模式，血糖也控制得非常满意，且无明显不良反应。王总非常开心，说了许多感谢的话。

据说从那以后每次碰到同样患有糖尿病的朋友或同事，王总都会积极地询问对方的血糖监测情况，并结合自身的经历强调血糖监测的重要性，起到了很好的教育作用。

# 困惑的选择与选择的困惑

看着李老师高兴的样子，我感到很欣慰。欣慰之余，我突然之间有了一丝隐隐的不安。那家医院的同行应该不会怪罪我吧？可是我转念一想，应该不会的，毕竟我们的目的是一致的，都是希望我们的患者能够得到合理的治疗，病情能够得到更好的控制。但是李老师在我的影响下所做的选择真的就是最好的选择吗？

"郭大夫，你说我该怎么办呢？"这是李老师那天走进诊室后说的第一句话，而就是这句话，让我感到很疑惑。

我几乎立刻就注意到了，李老师在说这话的时候，瘦削的脸上写满了焦虑，满面的愁容一览无余。

李老师是我的一位老患者了，自三年前的夏天被确诊为糖尿病之日起，就一直在我这里就诊。

李老师退休前是海淀区某重点中学的数学老师，是一个非常乐观豁达的人，但说话办事却一直都非常严谨，如果用两个成语来形容的话，那就是"一丝不苟、有板有眼"。很显然，她此时略显慌张的言谈举止是有别于往日的，这不能不让我感到意外。

"你先别着急，李老师，到底是怎么回事啊？是什么事把你为难成这样啊？"我边问边赶紧让李老师坐下。

李老师叹了口气说："唉，是我的血糖出问题了！"

"你的血糖不是一直都控制得非常不错吗？"我听了李老师充满沮丧的感叹后不由得愣了一下。

因为在我的印象里，李老师是一个非常认真的患者，对治疗的依从性相当好，每个月都会定期来医院就诊，风雨无阻，雷打不动，在执行治疗方案方面也可以说是兢兢业业。我想，如果授予她一个"模范患者"的荣誉称号，那绝对实至名归。而且在我的印象里，李老师这几年的血糖一直都控制得非常好，怎么就出了问题呢？我有些不解，更感疑惑。

"是啊，原本一直都是不错的，可现在却出问题了。不瞒你说，我是从另外一家医院里偷着跑过来的。"李老师充满跳跃的回答中透露出些许的懊恼和不安。

"出什么问题了？你怎么是从医院里跑出来的？"我更加困惑了。

"看你挺忙的，我就简单地跟你说一下事情的经过吧。"李老师抬头看了我一眼，接着说道，"我两周前来医院找你开药，结果挂号室说你停诊了，我到三楼内科门诊问了一下，他们说你一周前就停诊了，好像是跟着'辽宁号'大船出海了，谁也不知道什么时候才能回来，估计还要两周吧。我当时短暂地考虑了一下，就鬼使神差地去了另外一家医保定点医院的门诊，也是挂的内分泌科的专家号。当天那位接诊的医生问了我的情况后，对我当时的口服药治疗方案提出了不同的意见。他郑重地建议我停掉目前的口服降糖药物，转为注射胰岛素治疗。他说像我这样70岁左右的老年人使用口服降糖药可能是不安全的，很容易出问题，而且对肝、肾也不好，而注射胰岛素则是比较适合我的治疗方案，他接着详细地向我讲述了胰岛素治疗的诸多优点，强调胰岛素是目前治疗糖尿病最好的手段，越早接受胰岛素治疗效果越好，并耐心地劝说我住院接受胰岛素治疗。我刚开始没太在意，可听着听着就有些害怕了，于是我就按照那位医生的建议，当天就住进了那家医院。

"住院后，医生让我把以前的口服降糖药都停掉，然后从当天晚上就开始给我打胰岛素了，医生说他给我用的是一种常用的胰岛素制剂，叫预混胰岛素，里面含有短效胰岛素和中效胰岛素，可以同时降低空腹血糖和餐后血糖，他给我制定的预混胰岛素的治疗方案是早餐前和晚餐前各打一针，根据血糖监测情况调整早晚餐前预混胰岛素的使用剂量。可是自从我停掉口服降糖药转而打胰岛素以后，却发现我的血糖反而控制得没有以前好了，空腹血糖和餐后血糖都不理想，其间还发生了好几次低血糖，有一次血糖降到了二点几，这让我很难受，也让我感到特别紧张。每天两次的胰岛素注射和七次的血糖监测也让我感到非常不舒服，太不方便了，我真的很郁闷。我向医生询问原因，医生让我别紧张，说等剂量调整合适了就没事了。医生这几天一直在给我测血糖并调整胰岛素的剂量，可血糖一直也没有达到以前的水平，仍时不时地发生低血糖。说实话，我有点不太相信他们了。我算了一下日子，估计你也该回来了，所以今天就跑过来碰碰运气，还真的碰上了，看来我的运气不错啊！就是这么回事，你看怎么办吧。"

李老师说完后如释重负。

我一听就笑了："哦，原来是这么回事啊，我还以为是出了什么大事呢。我想那位医生也是出于好心，他跟你说的都有一定的道理，他给你用胰岛素也是个不错的选择，只是胰岛素剂量调整的过程可能不是很顺利，这在临床上也很常见。你也不用太纠结，这个问题其实很简单，你有两种选择：第一，你可以继续执行目前的胰岛素治疗方案，我想那位医生一定能把你的胰岛素调整到一个合适的剂量，那时你的血糖就可以得到良好的控制，不会经常发生低血糖了；第二，如果你确实不想再打胰岛素了，也可以转回口服药治疗，我记得你一直用的是格列美脲和阿卡波糖吧？"

李老师连忙点了点头："确实是这样，你的记性可真好。我这几天也一直在想这个问题，我是真的不想打胰岛素了，太麻烦了。我觉得还是吃口服药方便些，可是我觉得那个医生说得也有一定的道理。老年人用口服降糖药物到底安不安全呢？我想听听你的意见。"

"我这么跟你说吧，目前临床上用的这些口服降糖药物，总体来说，都是值得信赖的，只要能规范使用，安全性也都是有保障的。老年人有一些特殊性，在选择口服降糖药物时更要慎重，尤其要考虑到安全性的问题。对于老年糖尿病患者的降糖治疗，我常说'达标诚可贵，安全价更高'。老年糖尿病患者的药物选择更要考虑到患者的具体特点，因人而异，量体裁衣，一定要努力做到具体问题具体分析。我根据你的具体情况为你选择的这两种降糖药物，我自认为还是比较符合你的病情需要的，安全性也是有保障的。只要你能按要求定期监测血糖，并定期来院就诊，我们就能根据你的病情及血糖变化情况及时地调整药物的种类和剂量，我想，只要你能严格按照医嘱服用，就不用太担心。你这三年来的血糖控制情况不就是很好的证明吗？"我尽可能简明扼要地表达自己的观点，"胰岛素有胰岛素的优点，口服药也有口服药的长处。像您这样病程并不是很长，肝、肾功能都没什么问题，也没有什么并发症，只吃两种口服降糖药，血糖就控制得非常理想的患者，胰岛素治疗不是必须的选择。这是个仁者见仁智者见智的问题。我跟你说的这些只是我个人的观点，你可以自己判断，最后还得由你自己来做决定。"

"好吧，我听明白了，我已经决定了，我想我还是服用口服降糖药吧，我现在就回去办出院手续。"看来李老师是拿定主意了。

李老师风风火火地走了，留下了一个匆匆的背影。

我略加思索，开始叫下一个患者。

　　两周后，又逢我的门诊日，李老师又来了，一进门就兴奋地对我说："郭大夫，我的血糖完全回到正轨了，一切都照旧了，真是虚惊一场啊！"

　　看着李老师高兴的样子，我感到很欣慰。欣慰之余，我突然之间有了一丝隐隐的不安。那家医院的同行应该不会怪罪我吧？可是我转念一想，应该不会的，毕竟我们的目的是一致的，都是希望我们的患者能够得到合理的治疗，病情能够得到更好的控制。但是李老师在我的影响下所做的选择真的就是最好的选择吗？

# 我能少打两针吗？

　　我一直认为，任何疾病的治疗，都应该是以人为本的。患者不只是疾病的载体，而是整个医疗行为过程的核心。我们在进行临床决策的时候，既要考虑疗效和安全性，也要关注患者的依从性与生活质量。我们应在权衡利弊的基础上合理选择治疗目标，尽量以最简洁的方案解决问题，不给患者的工作和生活造成太多的干扰。我们应逐步确立以患者生活质量为核心的医疗体系，让患者在接受合理治疗的过程中保持更大的自由度和更加轻松的生活体验。疾病要治疗，患者的生活也还是要继续的。

　　我第一次见到张老，是在两年前夏季的一个上午。我依稀记得那天的天气似乎不是很好，天阴阴的，空气很潮湿，感觉非常闷热。

　　那天的患者并不是很多，但轮到张老就诊时，也已经接近中午了。

　　当张老出现在我的面前时，我惊讶地看到了一张写满忧郁的脸。

张老默默地坐下后，似乎并不急于说话，他从随身携带的背包中拿出一个笔记本，翻到其中的一页，然后抬起头来："郭大夫，我想请教您几个问题，您看可以吗？"

"哦，当然可以！您有什么问题？"我赶紧回答。

"我有几个疑问。"张老停顿了一下接着说道，"我今年84岁了，却在三个月前被医生诊断为糖尿病，您觉得这件事是不是有些奇怪？"

"老先生，这件事一点儿也不奇怪。像您这种情况的可是大有人在啊，年龄同糖尿病的关系是非常密切的，年龄越大，得糖尿病的风险也就越大，根据流行病学调查的结果，咱们国家60岁以上的老年人，有20%以上的人都患有糖尿病，这您没有什么可纠结的。"我笑着回答，极力想缓和一下诊室里压抑的气氛。

"不管怎么说，我觉得挺郁闷的，眼看着快去见马克思了，却得了糖尿病，我这属不属于晚节不保啊？"张老看起来确实挺郁闷的。

我一听就乐了："您多虑了，生老病死是人类固有的命运，任何人都不例外。糖尿病是如今最常见的慢性疾病了，咱们国家目前有将近一个亿的糖尿病患者呢，这里面老年人可多了去了，作为糖尿病患者，您老的病友可是满天下啊！套用一句时髦的话，您不是一个人在尿糖！很多老年人都与您一样，边尿糖，边生活。"

老人苦笑了一下："怎么会有这么多人得糖尿病！这我可真是没想到！"

"郭大夫，我这次来找您，是想请您给我调整一下治疗方案，您看一下，这是我最近的血糖控制情况。"张老看了一眼手里的笔记本，接着说道。

我接过张老递过来的笔记本，仔细翻看，上面详细地记载着张老过去两个多月的血糖测定情况。根据记录，张老的空腹血糖值和餐后血糖值基本上都在 4mmol/L 到 6mmol/L 之间，我看了一眼张老，疑惑地问："您的血糖控制得可真是够严格的，发生过低血糖吗？您最近的感觉如何？"

"您是说低血糖吗？好像没有。但是我这段时间的精神确实不是很好，总觉得挺累的，常有一种很恍惚的感觉，经常走神儿，还特别容易忘事。"张老摇了摇头。

我把笔记本还给张老："您现在服用的是哪种降糖药啊？"

"我在打胰岛素呢，而且是每天打四针！"张老伸出四个手指头，在我的眼前晃了晃。

我听了感到有些惊讶："打四针？从什么时候开始打的？"

"三个月前吧，从一确诊就开始每天打四针了。"张老叹了口气。

"哦，我想，一定是您当时的血糖水平很高吧？"我小心地问道。

张老摇了摇头:"好像也不是很高,我当时连着测了几天的血糖,空腹血糖值基本上在 8 mmol/L 左右,三餐后的血糖也就是在 10 mmol/L 到 12 mmol/L 之间。医生说我年纪大了,肝、肾功能都不如年轻人了,用口服降糖药不安全,适合打胰岛素,结果,就给我打胰岛素了,而且,一上来就是每天打四针,医生说这样可以把血糖控制得更加理想,对于预防糖尿病的并发症也更加有利。我心里很不情愿,但也只能接受现实了。但是,我必须承认,得糖尿病和打胰岛素让我感到十分纠结,我这几个月实在是太郁闷了,我现在哪里都不想去,感觉干什么都不方便!"

我赶紧安慰张老说:"您也别郁闷了,治病有时就是要付出代价的,谁让咱是患者呢!医生给您打胰岛素也是为您着想,医生的担心也是有道理的,这一点您不用怀疑。您现在每天打多少个单位的胰岛素呢?"

张老把笔记本又递了过来:"这上面记得很详细,我觉得打的剂量好像也不是很大。"

我看了一下笔记本,剂量确实不大,四针的剂量加在一起也不到 20 个单位。

张老紧张地看着我,小声地说:"您看,我能少打两针吗?"

看着张老那充满期待的脸庞,我感到有些不安。我从内心觉得张老的治疗方案其实并不是十分必要,如果当时我是接诊医生的话,我可能会做出不同的选择。至少,我不会让张老接受一天四次的胰岛素注射，我认为这是没有必要的。当然，这只是我个人的观点。仁者见仁，智者见智嘛。

我一直认为，任何疾病的治疗，都应该是以人为本的。患者不只是疾病的载体，而是整个医疗行为过程的核心。我们在进行临床决策的时候，既要考虑疗效和安全性，也要关注患者的依从性与生活质量。我们应在权衡利弊的基础上合理选择治疗目标，尽量以最简洁的方案解决问题，不给患者的工作和生活造成太多的干扰。我们应逐步确立以患者生活质量为核心的医疗体系，让患者在接受合理治疗的过程中保持更大的自由度和更加轻松的生活体验。疾病要治疗，患者的生活也还是要继续的。

我把笔记本还给张老，笑着回答说："可以啊！老人家，如果我把您的四针胰岛素都停掉，您会感觉如何？"

张老一下子愣住了："您是说四针胰岛素都能停掉？我没听错吧？"

张老似乎不太相信自己的耳朵："我想要是能少打两针就非常满意了，四针都停掉可太出乎我的意料了！真的可以吗？"

那一刻，张老有些兴奋了，那张原本写满了忧虑的脸上布满了期待。

我点了点头："我认为是可以的！"

张老笑了："您觉得我如果停掉胰岛素的话，改为口服药可以吗？我需要服用哪些口服药呢？"

"我觉得您可以什么药都不用！"我用比较肯定的语气说，"但是您得按我说的去做，改变一下您的饮食和运动的习惯。"

张老的笑容凝固了，他有些迟疑地问道："不用药了？那我的血糖怎么办呢？"

看着张老着急的样子，我赶紧安慰张老说："这个您不用担心！其实，按照您的年龄，您的血糖在诊断的时候也并不算太高，我觉得您现在的血糖反而是控制得有些低了。血糖控制的目标值是不能一刀切的，目标值的确定是要因人而异的，并不是越低越好。我觉得按照您的年龄，您没有必要把血糖控制得这么低，您把空腹血糖值控制在 8 mmol/L 左右，餐后血糖值控制在 11 mmol/L 左右就可以了。这是您通过适当控制一下饮食和适当增加一点运动就能够实现的。"

张老似乎依然有些疑虑："血糖水平难道不是越接近正常值越好吗？"

"这个问题比较复杂，从理论上讲，确实是如您所言，血糖水平越接近正常值越好，但是，血糖水平越接近正常值，发生低血糖的风险也就越大，而低血糖的危害是远远大于高血糖的，有时甚至是致命的。那样，可就得不偿失了。"我认真地向张老解释着。

张老点了点头："这个我能理解，我最近也读了一些文章，知道低血糖是挺可怕的。但是我并没有发生过低血糖啊！"

"您没有发现低血糖并不代表您没有发生低血糖，因为低血糖的症状并不总是那么典型，也并不是总能及时记录到的，而且，在很多情况下，低血糖的发生常常是难以感知的，尤其是老年人，机体对低血糖的反馈、调节功能在下降，一旦出现问题，往往后果就更加严峻。您是位学者，我想这对您来说是不难理解的。您现在每天打四针胰岛素，把血糖控制到现在这样的水平，是很难保证不发生低血糖的，通过您对最近的感觉的描述，我推断您很可能已经有过很多次的低血糖的经历了，只是您不知道而已。"我努力解释着，"所以，对于糖尿病患者来说，既要控制高血糖，更要注意避免低血糖。从严格的意义上讲，避免严重的低血糖比控制高血糖还重要。降低血糖也不能矫枉过正，一定要权衡利弊，安全性永远是第一位的。血糖水平绝对不是越低越好，而是合适就好。"

张老脸上的疑云逐渐散去了："我听明白了，您说得有道理。太好了！正好我的胰岛素也马上就要打完了，我还以为今天还要再开几支回去呢，看来不用了。"

我笑了笑："是的，不开了，但是您的胰岛素注射笔先别急着处理，说不定以后还有用呢。"

我又用了几分钟的时间，大概讲述了一些饮食和运动的基本原则，嘱咐张老回去自己再查阅一些资料，并建议其继续监测血糖的变化，定期复诊。

张老离开诊室的时候，阴霾尽消，满脸洋溢着开心的微笑。

一个月后，张老又来了，同上次相比，张老像是变了一个人，那个忧郁迟疑的老人不见了，出现在我面前的张老神采奕奕，平和淡定，谈吐自如。

我仔细翻看了张老的血糖记录，当前的血糖水平非常平稳，空腹血糖值基本在 7 mmol/L 左右，餐后血糖值也基本上在 10 mmol/L 左右。

简短的寒暄之后，张老又问了一些饮食控制方面的问题，并再次表达了感激之情，我也让张老不必客气，告诉他这是我们的工作。

从那以后，几乎每隔一两个月，张老都会来医院复诊，汇报血糖监测的情况，并询问一些他关心的问题。

两年的时间转眼就过去了，张老的血糖一直都维持得很好，张老也一直没有服用任何药物。

张老感到非常开心，我也是。

# 我能不打胰岛素吗？

我常常想，糖尿病的治疗，其实一直就是一个选择、选择、再选择的过程，从治疗目标的确立，到治疗策略的考量，从治疗药物的甄选与调整，到血糖监测方案的选定与实施等，这一系列选择的核心着眼点只能并将永远是患者本身。因为无论我们选择的结果如何，直接面对和接受这个结果的都是患者。患者，既是起点，亦为终点。以人为本，使患者在治疗过程中获益更多的同时感受到更多的体恤和关爱，应该始终是我们临床实践的核心驱动力。

魏先生是来自我家乡某大学的一位教授，学识渊博，温文尔雅，在当地颇有声望。

我之所以能够同魏先生相识，是因为我的一位中学同学的推荐，缘由嘛，则非常的简单：魏先生得了糖尿病。

魏先生是八年前在年度常规体检时被发现血糖升高的，去当地医院复查血糖后被诊断为糖尿病。这件事对魏先生的打击是巨大的，他在相当长的一段时间里都无法接受这一现实。

他自认为生活方式一直都是非常健康的，甚至可以说是无可挑剔的。他一直谨慎地管理着自己的饮食，均衡摄入各类食物，严格控制每日进食食物的总热量，对富含脂肪的食物敬而远之，像鸡皮、鸭皮一类别人眼里的美食他也是从来都不碰的。在运动方面，魏先生也能够做到持之以恒，从不懈怠。

就是这样有节制的一个人，却也没能逃出糖尿病的魔掌，这也难怪魏先生感到愤愤不平了，周围的同事和邻居们也都为魏先生感到惋惜。

被诊断为糖尿病三个月以后，魏先生逐渐平复了自己的心态，准备面对现实，接受命运的安排。

魏先生在阅读了大量糖尿病相关的文献后，在熟人的推荐下到当地的医院就诊，准备平静地接受治疗。

但是，在得知了医生给他制定的治疗方案后，魏先生本已平复的心情波澜再起。

医生给魏先生制定的治疗方案是每天注射两次预混胰岛素。

魏先生原本希望先接受口服降糖药的治疗，如果效果不佳，再接受胰岛素治疗也不迟。魏先生拿出了国内外相关的糖尿病防治指南同医生进行探讨，而医生则坚持己见，不为所动。

那位医生给了魏先生两种选择：接受他制定的预混胰岛素的治疗方案或者另请高明。

魏先生在经历了短暂的思想斗争之后，选择了后者。

当得知他的某位同事有一位中学同学恰好是北京一家医院治疗糖尿病的医生后，魏先生真是喜出望外，而这位医生就是我。

魏先生就是拿着我的那位同学的一封措辞谦恭的短信来到我的诊室的。

简明地自我介绍之后，魏先生出示了那封"珍贵"的短信。同时出示的，还有他在当地做的各项检查的结果。

我迅速地浏览了同学的短信之后，热情地同魏先生握了握手表示欢迎。我问魏先生："我的那位老同学在你们学校表现怎么样啊？是不是会经常惹出一些事情来？"

魏先生赶紧回答说："他表现非常不错，已经评上副教授了，人很直爽，为人很仗义，人缘超好！"

我笑了笑："这我想得到，他以前就是这样，为朋友可以两肋插刀。我已经有好几年没见过他了。"

我拿起魏先生的各项检查单据仔细地看了一遍。魏先生的血糖水平其实并不是很高，从近三个月的血糖记录看，空腹血糖值基本上在 7 mmol/L 至 9 mmol/L 之间，餐后 2 小时血糖值也大多在 9 mmol/L 至 13 mmol/L 之间，三个月前糖化血红蛋白检测值为8.5%，一周前的测定值为 8.0%。

在看各项检查结果的时候，我留意到魏先生一直有些紧张地看着我，几次欲言又止。

我把各项检查单据看完后还给魏先生，然后说："我同学前几天给我打过电话，他把您的事简单地跟我说了一下，他说您不太想打胰岛素，是吧？"

魏先生点了点头："确实如此。我就是为这个来北京的。"

魏先生停顿了一下，接着说："这段时间里，我读了很多关于糖尿病的文章和书，也学习了国内外一些关于糖尿病的防治指南，对糖尿病有了一些初步的认识。我不太理解，为什么我们当地的权威医生一定要我立即接受胰岛素治疗呢？我读到的那些'指南'里却没有一个是建议一经诊断就立即启动胰岛素治疗方案的，都是强调在口服降糖药控制不佳的情况下再适时启动胰岛素治疗方案。我同那位医生讨论这个问题时，他反复强调说，胰岛素的使用越早越好。尽早使用，不但降糖效果好，临床的获益也更多。他说北京的好几位专家都是这样建议的。您对这个问题怎么看呢？"

我笑了笑说："您可真是学者本色啊！我真的非常喜欢像您这样喜欢学习和思考的患者。但是，关于胰岛素的使用时机与临床获益的问题，对您这个初学者来说可能过于复杂了。这个问题可不是三言两语就能说清楚的。'指南'推荐口服降糖药控制不佳再启动胰岛素治疗方案的建议是明确的，也是有充分的临床依据的，您就诊的那位医生和他所提到的北京专家的意见也不是没有道理的。这是个仁者见仁、智者见智的问题。"

"那您的意见呢？"魏先生迫不及待地问道。

"我个人认为，对这个问题应该辩证地来看，应该根据患者的具体情况，因人而异地进行选择。"说到这里，我看到魏先生从包里拿出一个精致的小本子，开始认真地记录起来。

"这个问题很大，您后面还有很多患者在等候，咱们就事论事吧。对于像您这样新确诊的糖尿病患者，如果血糖水平不是很高的话，我建议先用口服降糖药，如果用了口服降糖药之后血糖依然控制不好，再开始打胰岛素。我们再说另外一种情况，同样是新确诊的糖尿病患者，如果血糖水平较高，单用口服降糖药的效果可能就不会很理想，也可能很难在短期内把血糖控制到一个比较理想的水平，这种情况下，直接启动胰岛素治疗方案反而是更合适的选择，可以使患者较高的血糖水平更快地得以控制。待血糖达标后，再酌情调整治疗方案。所以，是否启用胰岛素应该是因人而异的，这个是绝对不能一概而论，搞一刀切的。"我尽可能简单地表明自己的意见。

"那我该如何选择呢？"魏先生马上紧张地问道。

我笑了笑，说："我很理解您的心情。我认为您的情况应该属于前者，我的意思是，我认为您可以先用口服降糖药。"

说完这句话，我看到魏先生紧皱着的双眉一下子舒展开了，笑意瞬间布满了整个脸庞。

魏先生不由自主地站起来说："谢谢您啊，郭大夫，听了您的话，我心里的这块石头可算是落了地。您的意见真的是太好了！"

我赶紧示意魏先生，让他坐下来说。

魏先生坐下后，依然难以抑制兴奋的心情："我真的是非常高兴啊，前一段时间可把我郁闷坏了！想说理都没有地方说去。今天可好了，郭大夫，您再帮我看看，根据我现在的血糖情况，我该用点什么药呢？"

我迟疑了一下："我觉得根据您目前的血糖情况，咱们可以先尝试一种口服降糖药，我估计可以把血糖降下来。如果单用一种口服药两到三个月还无法摆平血糖的话，咱们再加第二种口服药。您看怎么样？"

魏先生点了点头："我听您的！您定吧！"

我为魏先生开了一种长效的磺脲类药物，2毫克，每日一次，每天早餐前服用，并叮嘱其定期监测血糖，可根据血糖情况酌情调整药物剂量。如有问题，可随时与我联系。

为表示感谢之情，魏先生很想请我吃顿便餐，被我婉言谢绝了，不是我客气，而是确实没有时间。

魏先生回去后，一如既往地控制饮食和加强运动，一丝不苟地服药和监测血糖。根据魏先生与我沟通的情况看，魏先生的血糖很快就得到了良好的控制，大约两周之后，空腹血糖值就降到了 5 mmol/L 到 7 mmol/L 之间，餐后 2 小时血糖值也降到了 6 mmol/L 到 9 mmol/L 之间，三个月后，空腹血糖值基本上控制在 6 mmol/L 以下，餐后 2 小时血糖值也基本稳定在 8 mmol/L 以下，糖化血红蛋白值也降到了 6.1%。其间没有发生过低血糖的情况，体重也没有明显的变化。

魏先生对自己的治疗方案和血糖控制情况非常满意，曾经的郁闷和不快也都烟消云散了，工作和生活均循着以前的轨道有条不紊地进行着。

我们的联系一直没有中断。根据他的血糖情况，我在去年给他增加了一种口服降糖药物，他目前是接受两种口服降糖药物的联合治疗，血糖水平一直都非常稳定。

时光荏苒，一转眼的工夫，八年过去了，魏先生也从我的患者变成了我的朋友。每逢节假日，他都会发来真诚的问候，这些问候让我备感温暖，也让我更加真切地体会到了作为一位医者的价值所在。

我常常想，糖尿病的治疗，其实一直就是一个选择、选择、再选择的过程，从治疗目标的确立，到治疗策略的考量，从治疗药物的甄选与调整，到血糖监测方案的选定与实施，这一系列选择的核心着眼点只能并将永远是患者本身。因为无论我们选择的结果如何，直接面对和接受这个结果的都是患者。

患者，既是起点，亦为终点。以人为本，使患者在治疗过程中获益更多的同时感受到更多的体恤和关爱，应该始终是我们临床实践的核心驱动力。

# 我的爱好我做主

"好的，我祝您血糖调节顺利！更祝您能够顺利地把烟戒了，千万不要死灰复燃！还有，一定要管住您的嘴哦！"我叮嘱道。其实我心里清楚，管住嘴，说起来容易，要做到，难度那可是相当的大啊！人，是有本能的动物。好吃是人的天性，美食当前，有多少人能够无动于衷呢？毋庸置疑，喜欢吃什么，是一个人的自由。但这自由的程度一定要有适当的约束。为了拥有自由，我们必须限制自由。不能主宰自己的人，终究还是一个奴隶。

好久不见的邱总终于又露面了。

我一进诊室，就看见了他那山丘一般的身躯。这种壮硕的身材对人的视觉是非常有冲击力的，往往令人过目难忘。

我想邱总那天一定来得很早，因为他挂的是1号。

这多少让我感到有些意外，因为按照惯例，邱总一般是不会在十一点前出现的。

"郭大夫早啊！"邱总灿烂的笑容很有感染力。

"您也够早的，不同寻常啊！"我绕过邱总，走向自己的座位，"好久不见，您最近一段时间的血糖控制得怎么样啊？"

"唉，不是很理想啊！"邱总把他的血糖记录本递给我，表情有些尴尬。

在我的印象里，邱总虽然胖得有些奇葩，但是他的血糖总体来说还是控制得不错的，而且在相当长一段时间里都保持得比较稳定。

我接过血糖记录本，仔细地翻阅了一下，我发现情况的确如邱总所言，他最近一个多月的血糖控制得确实不是很好，空腹血糖值基本上在 8 mmol/L 到 10 mmol/L 之间，而三餐后的血糖值则基本上在 10 mmol/L 至 15 mmol/L 之间波动。

"哦，确实不太好啊！看来我们需要探讨一下原因，调整一下治疗方案了。"我把血糖记录本还给邱总。

邱总笑了笑说："我也知道该调整了，郭大夫，您看我能住院调整吗？这样我也能趁机休息一下。前一段时间实在是太忙了，我也真的有点儿累了。"

"没有什么不可以的，您准备哪天来住院？还不知道有没有空床呢。"我答应着。

邱总诡秘地笑了笑："我都打探好了，今天就有空床，住院的东西我都准备好了，该带的都带来了。"

"看来有内线啊！"我笑了笑，我知道邱总在我们医院有熟人，他第一次来医院就诊就是熟人带来的。

当我把住院单填好递给邱总时，无意间发现在邱总身边的椅子上放着一个很大的包，鼓鼓囊囊的，看来里面装了不少东西。我有些疑惑地看了一眼邱总："您还没少带东西啊！这次是准备长住了？"

"哦，我是怕住院期间无聊，就多带了些吃的东西，都是些小零食，您别见笑啊！"邱总似乎有些不好意思。

我一听立即提高了警惕："您带这么多零食来住院，让我怎么给你调整血糖啊？以前给您讲的那些控制饮食的知识您是不是都忘了？"

"那怎么能忘了呢！"邱总赶紧解释，"我最近的情况不是有些特殊嘛！"

"特殊？怎么特殊啊？"我感到有些疑惑。

"您不是一直让我戒烟吗？我记得您第一次见我的时候就极力劝我把烟戒了，可是我一直无法下这个决心啊，这烟都抽40多年了，要戒掉太难了。但今年上半年发生的几件事让我意识到，这烟必须要戒了，我是从两个月前下定决心开始戒烟的，您没戒过烟可能不知道，那个滋味实在是太难熬了。为了熬过这段灾难期，在朋友的建议下，我就又开始吃小零食了，我发现这个办法还真是可行的。至少它让我感觉好过一些了。"邱总停顿了一下，接着说，"我也知道这样不太好，可我也是确实没有办法。"

"怪不得您最近的血糖水平波动比较大呢，原来原因在此啊！"我这时算是理解了他最近血糖值上升的原因了。

看着邱总有些窘迫的样子，我突然对邱总包里的东西感兴趣了："您能让我看看都带了什么好吃的东西吗？"

"当然可以。"邱总赶紧把包打开，摆在我的面前。

我探头一看，嘿，还真多啊，各种各样包装艳丽的小食品。我大致统计了一下，以干果类食物居多，但里面数量最多的还要数瓜子，也就是向日葵籽，在我们东北，大家都习惯地把它叫"毛嗑"。

邱总见我比较关注瓜子，就解释说："这瓜子可是我的最爱，我是东北人，从小就特别喜欢嗑瓜子，从小到大，我的饮食习惯改变了不少，但是对瓜子的偏爱却没有丝毫的改变，这么多年了，我这瓜子几乎就没有断过，在我的生活里，还真是就离不了这瓜子，在戒烟后的这段时间里，我几乎一有空就吃。"

"哦，我倒是第一次知道您对瓜子如此厚爱，其实我也非常喜欢嗑瓜子，您知道，我也是东北人，嗑瓜子几乎可以说是咱们东北人的共同爱好。瓜子确实是好东西，但好东西咱也不能放开了吃啊。您可能不知道，瓜子可是高热量的食品啊！25克的瓜子，也就是半两的瓜子所含的热量就是90千卡，相当于一小勺植物油的热量。另外，像您这种吃瓜子的方式，每天要多摄入多少热量啊！"我停顿了一下，接着说道，"我现在算是知道您这段时间血糖水平波动的原因了，您这么吃零食，血糖水平不波动才怪呢！"

邱总点了点头说："其实我自己也感觉到这段时间血糖高可能与我吃零食有关系，可我就是控制不住自己，我心里也很纠结。我没想到戒烟会付出这么大的代价。郭大夫，您说我该怎么办？"

我赶紧表明自己的态度："您别纠结了，我非常理解您的心情。您能够下定决心戒烟，是我今天听到的最好的消息，我坚决支持。戒烟确实不是一件容易的事啊，尤其像您这样有 40 多年烟龄的老烟枪，难度是可想而知的。心里烦闷，吃些零食确实能够起到调节情绪的作用。但是对您就不是很适合，因为您毕竟是个糖尿病患者，控制饮食是最基本的治疗方式，一旦放松，立即就会产生不良后果，事实也证明了这一点。我建议，您可以找点别的办法来调整情绪，比如出去多走走啊，打打球、听听音乐啊，找朋友聊聊天啊什么的，分散一下注意力，您事业做得那么成功，目前的这个困难您一定能够想办法解决。"

"您说得有道理，我想想办法，我确实要好好管管我这张嘴了。"邱总表示赞同。

我指了指邱总的大包，笑了笑说："这个包别拿到病房去了，否则住院就没有意义了。我感觉您如果真的把嘴管住了，恢复到戒烟前的饮食习惯，这血糖也许就恢复以前的水平了，住不住院都无所谓了。不过您既然想借机休息几天，而且已经联系好了，那就住几天吧！"

邱总也笑了："其实我来之前就想到可能会是这个结局，我出家门时还跟我老婆说，要是郭大夫看到我带这么多吃的东西肯定要说我，我本来要隐蔽些的，没想到司机给我拿到门诊来了，结果就被您发现了。这个我听您的，东西我让司机拿回去。我会规规矩矩地住院，认真配合，把血糖调好。我在这耽误您不少时间了，抱歉，我先走了，再见啊！"

"好的，我祝您血糖调节顺利！更祝您能够顺利地把烟戒了，千万不要死灰复燃！还有，一定要管住您的嘴哦！"我叮嘱道。其实我心里清楚，管住嘴，说起来容易，要做到，难度那可是相当的大啊！人，是有本能的动物。好吃是人的天性，美食当前，有多少人能够无动于衷呢？毋庸置疑，喜欢吃什么，是一个人的自由。但这自由的程度一定要有适当的约束。为了拥有自由，我们必须限制自由。不能主宰自己的人，终究还是一个奴隶。

邱总走了，胖胖的司机小心翼翼地提着邱总的宝贝食物，亦步亦趋地跟在后面。

门诊结束后，在回家的路上，我又想起此事，感到非常欣慰。邱总确实是一位很可爱的患者，他居然就突然下定决心戒烟了，但从这一点来看，我觉得他是个有魄力的人。我早知道他事业上很成功，但并没有觉得他有何特殊之处，他这次如果真的能把抽了40多年的烟戒了，我绝对对其刮目相看。

但是，他能够管住自己的嘴吗？我还要拭目以待。

# 一辈子的习惯，我真的改不了啦！

毋庸置疑，控制饮食是糖尿病的基础治疗措施，也是糖尿病最重要的治疗措施。但是，在现实的临床工作中，我们常常发现，改变一个人的饮食习惯一直都是一个非常艰难的挑战，我们的努力屡屡受挫的原因在于这在很大程度上涉及一个人的天性与本能的改变，知易行难归根结底是由于本性难移。我倒是觉得，患者的意愿也应该成为影响我们临床决策的重要因素，实在改变不了的就算了，坦然地接受这个现实，然后努力去改变那些能够改变的，通过其他切实可行的治疗措施实现血糖管理的目标似乎是更加理性的选择。我们还是应执着于最终目标，而非执着于手段。

记得那是八年前的一个秋日的上午，我在出门诊。

在接近中午的时候，一位中年男子急匆匆地走进了诊室。他一进门，还没等我打招呼，就迫不及待地说："您好，您是郭主任吧，我姓张，我是国防大学路教授推荐来的，他前几天同您联系过了吧？"

"哦，联系过了，路教授说他的一位邻居要陪一位老领导来看病，看来，你就是那位邻居了，你的那位老领导来了吗？"我示意张先生坐下说。

张先生赶紧回答说："郭主任，我就不坐了，患者已经来了，在下面等电梯呢，我先上来是想先跟您通个气。"

"有什么问题吗？"我问道，心想，看来这不是一个普通的患者啊！

"确实有问题，我先简单地说明一下情况吧。这位老人姓徐，是我的老师，他是一位非常著名的经济学家，在我们这个圈子里威望很高。徐老今年4月份在例行的年度体检中发现血糖高，去医院复查后被确诊为糖尿病，从确诊到现在已经五个多月了，血糖一直控制得很不理想，我已经带着他老人家去过很多家医院了，也见过很多位名医，可是他老人家就是不满意。"张先生叹了口气。

"为什么不满意呢？"我好奇地问。

"最主要的原因就是这些医生给老人家的治疗建议都是要严格控制饮食和加强运动。对于如何控制，医生讲得很认真，也很详细，但每次的结果也都是一样的，老人家一听就烦了，然后就拒绝再去那家医院和再见那位医生。这位老人也实在是太固执了！所以等老人来了以后，您斟酌一下，看看怎么说能让他接受。拜托了！"张先生急切地说。

哦，原来如此啊！我回复张先生说："明白了，我来处理。你去接一下老人家吧。"

"哦，还有很重要的一点我差点忘了，老人是河南人，一辈子就爱吃面，而且乐此不疲。"张先生临出门时又回头补充了一句。

过了一会儿，一位须发皆白的老者在张先生等一干人员的陪伴下进入了诊室。

我赶紧站起来打招呼："徐老，您好！您请坐。"

徐老坐下后，回头看了一眼张先生："郭主任很年轻嘛！年轻有为啊！"

"其实我的年龄也不小了，但同您老比，我肯定是小字辈了。"我笑了笑，接着问道，"您老今年多大年纪了？"

"我今年已经81岁了，老朽了。"徐老叹了口气，"可是老了老了偏偏又惹上了糖尿病。真是命运多舛呢！"

"老人家不必感伤，现在糖尿病已经成为常见的慢性病了，像您这样的老年人患糖尿病的可不在少数啊。对于糖尿病，您不必太忧虑，既来之，则安之，只要咱们努力把血糖控制好，就不会引起太严重的后果，咱们该干吗还干吗，继续享受生活，安度晚年。"我安慰完老人家后接着问道，"我听说您是4月份被确诊为糖尿病的，这几个月您都接受哪些治疗了？您现在在服哪种降糖药？"

"我还没有吃药呢，我看过的那几位大夫都让我管住嘴、迈开腿，说改善生活方式最重要，要是真的按照他们所说的那样控制饮食，那生活还有什么乐趣可言呢？我的饮食习惯从出生到现在已经延续 80 多年了，一辈子都这样过来了，哪还改得了啊！再说了，我还能再活几年啊？"老人说着说着就又有些激动了。

我赶紧安抚老人家："您老先别着急啊，那几位大夫说得都非常有道理，控制饮食和加强运动绝对是糖尿病最重要和最有效的治疗方式，他们劝您改变生活方式也绝对是为您着想的，只是他们对您特殊的具体情况不是很了解。您说的情况，我也非常理解，延续了几十年的生活习惯确实不是说改马上就能改的。在这一点上，我尊重您的选择，您可以继续按照您以前的方式生活，该吃面就吃面，想喝汤就喝汤。在这个前提下，我们来另想对策。请把您的血糖记录本给我看看。"

张先生赶紧把一个黑色封皮的笔记本递到我的手上。我翻了翻，里面详细地记录了徐老自被确诊为糖尿病以后的血糖测定情况。我发现，老人的血糖在过去的几个月里总体来说还是比较稳定的，几乎没有比较大的变化，空腹血糖值基本上在 5mmol/L 到 8 mmol/L 之间，而餐后血糖值则大多在 9 mmol/L 到 14 mmol/L 之间。其间检查过两次糖化血红蛋白，4 月份的检查结果是 8.1%，8 月份的检查结果则是 7.9%。其间也没有过低血糖的记录。

我放下血糖记录本，看了一眼张先生，然后对徐老说："老人家，您的血糖情况我已经了解了，您的高血糖情况并不是很严重。这样吧，您以前怎么吃，以后还怎么吃，就不用改了。您这持续了一辈子的吃饭习惯，我想也是改不了了。根据您的血糖情况，我给您开一种药，这种药物的名字叫阿卡波糖，降血糖的效果不错，也比较适合您的病情。您每次吃饭的时候就吃一片，与第一口饭一起吃，这个您能记住吧？只要您能按照我的要求服药，肯定能把您的血糖降下来，您看如何？"

"阿卡波糖，这是西药吗？这种药对于我这样的老年人安全吗？"老人关切地问了一句。

我笑了笑："对于您这样的老年人，在选择药物的时候，我们肯定要优先考虑安全性。安全永远都是第一位的。阿卡波糖这种药是非常安全的，可以说是最安全的降糖药物之一，它主要在肠道起作用，可以延缓您每天吃的那些面条的消化和吸收的过程，降低您的餐后血糖，然后就又从肠道排出体外了，只有极少的一部分吸收入血，既不会导致低血糖，也不会导致体重的增加。安全性非常值得信赖。这个您不用有什么顾虑。需要提醒您的是，有一小部分患者服用这种药以后会有一些胃肠道不适的感觉，您今天回去，吃中午饭的时候就可以开始服用了，您以后在治疗过程中如果有什么问题，可以让张先生随时与我联系。"

老人点了点头，非常高兴地说："今天真是谢谢您了，您是我碰到的第一个，也是唯一一个不逼迫我改变生活习惯的人，不管怎么说，我觉得您是一个实事求是的人，一个能够直面现实的人。我的病，今后就交给您看了。您别嫌我麻烦就行。"

"怎么能嫌麻烦呢，这是您对我的信任啊！"我赶紧接茬说。

徐老在众人的簇拥下离开了诊室。我则叫了下一位患者，继续我的门诊。

一周后，张先生打来电话，说徐老的空腹血糖值和餐后血糖值都降下来了，基本上达到了我给老人制定的血糖控制目标，空腹血糖值控制在 7 mmol/L 以下，餐后 2 小时血糖值控制在 10 mmol/L 以下。服药以后，也没有产生任何胃肠的不适症状，徐老很开心，反复叮嘱张先生一定要代为转达对我的感谢。

从那以后，张先生定期来门诊为徐老开药，并汇报徐老的血糖值变化情况。

徐老倒是很少过来，基本上每年只来两三次。终究是 80 多岁的人了，年纪大了，喜欢清静，不喜欢来人多的地方，腿脚又不是很好，来来往往的都要别人帮忙，毕竟不是很方便。

一转眼八年已经过去了，张先生已经成了我的好朋友，但我们谈得最多的还是徐老。

后来我才知道，徐老一个人居住在北京，很孤单，三个子女均在国外定居，极少回京。子女们多次力劝徐老到国外定居，但都被徐老坚决地拒绝了。目前家中虽有保姆照看，但毕竟少了些许亲情。同事们对徐老的子女颇有微词，但徐老对此倒也没有抱怨。

算来徐老也是年近九十了，据张先生讲，徐老一如既往地吃着他喜爱的各种面条，也一直遵照我的医嘱吃着我给他开的阿卡波糖，血糖值也一直非常稳定地控制在我建议的范围内。徐老多次让张先生转达对我的问候。

我听了，感到非常的欣慰。

毋庸置疑，控制饮食是糖尿病的基础治疗措施，也是糖尿病最重要的治疗措施。但是，在现实临床工作中，我们常常发现，改变一个人的饮食习惯一直都是一个非常艰难的挑战，我们的努力屡屡受挫的原因在于这在很大程度上涉及一个人的天性与本能的改变，知易行难归根结底是由于本性难移。我倒是觉得，患者的意愿也应该成为影响我们临床决策的重要因素，实在改变不了的就算了，坦然地接受这个现实，然后努力去改变那些能够改变的，通过其他切实可行的治疗措施实现血糖管理的目标似乎是更加理性的选择。我们还是应执着于最终目标，而非执着于手段。

# 出租车司机的困扰

一转眼的工夫，十年过去了，老王早已经成为我的一位老患者，与我几乎无话不谈。老王说他最佩服我的一点就是我的平易近人，从不居高临下地对待患者，而且能够设身处地地为患者着想，在治病的同时还能考虑到患者的工作是否会受到影响和生活质量是否会有明显的下降，来我这里看病让他感觉很温暖，也让他感觉很有面子。听了老王的评价，我感到很欣慰。

体格健硕的老王是一位出租车司机，性格开朗，处事仗义，虽已年近六旬，但依然声若洪钟，笑口常开。

有一次，老王来门诊开药，临走时非常神秘地从包里摸出一块包装精美的巧克力放在我的桌上，看到我一脸惊讶的表情，老王微笑着说："郭主任，这是我从巴黎带回来的，一点儿心意，您别看不上。"

"你去过巴黎了？"我更惊讶了。

"是啊，还不止巴黎呢，我带着老伴游了一趟欧洲，一周前刚回来，没想到吧？"老王的语气中充满了开心与幸福。

看着老王开心的样子，我突然发现，老王原本黑黝黝的浓密的头发已经有一半都变白了，这再一次让我感受到了时光的残酷。

我第一次见到老王，是在我的诊室里。

那是十年前的一个非常普通的秋日的上午，老王走进了我的诊室。当时的老王，脸上写满了忧虑，眉头紧锁，面色阴郁，一坐下便不停地叹气。

我通过询问，才得知老王大叔在春季的例行年度体检中被查出患了糖尿病，并一直对此耿耿于怀，感到压力很大。

我赶紧对老王大叔进行了一番平和细致的心理安抚，强调了糖尿病虽然是一种很难缠的慢性疾病，但得了糖尿病并不是一件非常可怕的事情，只要思想上重视，治疗策略和措施得当，完全可以与正常人一样工作，可以快乐地享受生活，对糖尿病要采取"既来之，则安之"的理性态度，在战略上藐视敌人，在战术上重视敌人，战胜糖尿病并不是一项无法完成的任务。

在我的耐心开导下，老王紧皱着的眉头渐渐舒展开了。

老王感激地说："谢谢您能跟我讲这么多道理，我现在的心情真的是好多了，我本来是一个非常开朗的人，同事们都说我是个没心没肺的人，可这个糖尿病一下子就把我打趴下了，让我郁闷了好长一段时间啊！今天听您这么一说，我又有信心了。郭主任，您是我目前遇见的最有耐心的大夫了，以后我看病可就找您了，您看可以吗？"

"当然可以了，这是您对我的信任啊！"我笑着说。

老王也笑了："那太好了！"老王喝了一口水，接着说："说起来我还真是跟您有缘，我上周一出车的时候跟我的一位乘客聊天，说起了我的病，居然还碰上病友了，他碰巧是您的一位老患者，说跟您很熟，一直在您这儿看病，极力推荐我找您看看，我这才过来的。我今天见了您就觉得那位乘客说得确实没错！那咱们就说定了，以后我可就交给您了。"

"没有问题。刚才只顾着给您做思想工作了，还没顾上问您的治疗情况呢，您现在控制血糖用的是什么药物？血糖控制情况怎么样？"我问道。

老王一听到这个问题，刚刚浮起的笑容不见了，整个人一下子又变得焦虑起来："不瞒您说，郭主任，这可是目前最让我头痛的问题啊！"

"此话怎讲？"我有些好奇了。

"是这样，郭主任，我刚刚被确诊的时候，因为血糖比较高，医生就让我住院治疗了，我没有用过口服药，直接用的胰岛素治疗，每天打四针，三餐前和睡觉前各打一针，我在医院住了将近两周，出院的时候血糖已经基本恢复正常了，但医生说还应该巩固一段时间，所以没有给我改方案。医生说打四针是最好的胰岛素治疗方案。我现在也还是按照这个方案在打，血糖倒是控制得不错，胰岛素的剂量也不是很大，每天也就是 30 多个单位，可是每天打四针胰岛素实在是太麻烦了，您说我一个开出租车的，每天打四针胰岛素，还怎么干活啊！烦死我了！"老王郁闷地说，"这中间还发生了好几次低血糖，可把我吓得够呛。我现在如果不带些吃的东西，都不敢出门。唉！"

"哦，是这么回事。那位大夫说得没错，打四针胰岛素的确是最有效的胰岛素治疗方案，您当时也可能是更适合这样的治疗方案。但血糖改善以后，方案也是可以根据病情进行调整的。对您的工作来说，每天打四针胰岛素确实不太方便，我可以帮您调整一下治疗方案，尽可能简化一下，这样就不会那么严重地影响您的工作，你也就不用那么焦虑了。"我点了点头接着问道，"您最近的血糖控制情况怎么样呢？您经常自测血糖吗？"

"不太查血糖，我倒是买了个血糖仪，只是很少用。你想我一个开出租车的，每天从早忙到晚，哪有时间测血糖啊！只是偶尔测一次，感觉血糖控制得还可以。"老王回答说。

我看了一眼老王，非常认真地说："您没有规律地监测血糖我可是没法给您调整治疗方案的，这样吧，您目前的治疗方案暂时不变，您今天先抽血查一下糖化血红蛋白和血糖、血脂、肝肾功能等指标，回去后，您自己多查几次空腹血糖和三餐后 2 小时血糖，别嫌麻烦，下周一上午您再带着检查的结果来挂我的号。"

我开好化验单，又向老王交代了一些血糖自我监测方面的注意事项，老王就离开了。

一周后，老王如约而来。

我看了老王的检查结果与血糖记录，觉得老王的胰岛素治疗方案是可以简化的。

我根据老王的血糖监测结果为其调整了胰岛素治疗方案，将其每天的四针胰岛素注射改为每天一针注射，停掉了三餐前的速效胰岛素注射，只保留了睡前的基础胰岛素类似物，并适当地调整了剂量。我还为其开了一种每日只需服用一次的口服降糖药物，嘱其回去后继续监测血糖，两周后再来医院调整治疗方案。

一下子减掉了三针，老王非常高兴，拿着我为他开具的处方兴高采烈地走了。

两周后，老王又来了。从老王的血糖监测结果来看，血糖控制得非常不错。

一个月后，我根据老王的血糖与胰岛素治疗情况再次对治疗方案做出调整。我停掉了老王的胰岛素，只保留了每天服用一次的口服降糖药。

老王欣喜异常，从每天打四针胰岛素到每天只吃一次口服降糖药，老王自述有一种被解放了的感觉。

老王在高兴之余开始有些不太真实的感觉，甚至有些狐疑，从四针到一片，这可行吗？老王增加了血糖检测的次数，但检测的结果让老王意识到这确实是事实。

有一天，老王专门跑到门诊来，想问个究竟。

我尽可能简明通俗地告诉老王，他刚刚确诊为糖尿病的时候虽然血糖水平很高，但自身的胰岛功能应该还是不错的，通过短期的胰岛素强化治疗，他的血糖得以迅速恢复到正常水平，在解除了糖毒性以后，其自身的胰岛功能得以显著的恢复，所以，现在即使不用外源性胰岛素，单凭口服药也能把血糖控制在比较理想的水平。

老王明白了事情的原委，欢天喜地地回去了。

在随后的日子里，老王一如既往地开着他的出租车出没在北京的大街小巷，但他总是记得定期来医院就诊，在他的积极努力和家人的温馨照护下，血糖水平一直维持得很好。

一转眼的工夫，十年过去了，老王早已经成为我的一位老患者，与我几乎无话不谈。老王说他最佩服我的一点就是我的平易近人，从不居高临下地对待患者，而且能够设身处地地为患者着想，在治病的同时还能考虑到患者的工作是否会受到影响和生活质量是否会有明显的下降，来我这里看病让他感觉很温暖，也让他感觉很有面子。听了老王的评价，我感到很欣慰。

老王两年前从单位退休了，退休后有很多家公司拟聘请他继续做老本行，都被老王婉言谢绝了，老王说他干了一辈子革命工作，也该歇歇了。

退休前，老王几乎没有去过什么地方，而在退休后的两年里，老王带着老伴跑了很多地方，尽情地享受着生活的快乐。

　　这次，老王走出了国界，去了他年轻时梦寐以求但又感觉无法企及的地方，看来老王真的是变了，这个世界也变了。

　　我想起了那句著名的广告语："没有什么是不可能的！"当然，国足除外。

　　我常想，如果哪一天国足也让我们感到意外，那该多好啊！那就真的是没有什么是不可能的啦！

# 老太太的解脱

"这就更不奇怪了，您能严格地控制饮食，这是很难得的。饮食控制本身也是非常重要的降糖治疗措施啊，控制饮食的降糖效果也不见得比药物差。您体重的下降也同您血糖的改善有着密切关系。所以，不是只有服用降糖药物才能治疗糖尿病。您一定听说过糖尿病治疗的五驾马车吧！其实，药物治疗只是糖尿病治疗的措施之一，不用药并不代表不治疗，您控制饮食，适当运动，合理地控制体重，密切监测血糖变化，等等，这些也都是治疗措施，而且非常有效。"我解释着。

老太太走进诊室的时候，脸上满是焦虑。

同样焦虑的是陪在她身边的两个人。老太太几乎是在这两个人的搀扶下走进来的。站在她左边的，是一位中年男性，温文尔雅，气质不俗；站在她右边的则是一位中年女性，衣着雅致，精明干练。

老太太坐下后，面无表情地冲我点了点头，然后叹了口长气，便陷入了沉默，看来老太太似乎并不想说什么，至少是不急于说些什么。

抢先开口的是站在老太太身边的那位女士："郭大夫，您好！我姓张，是北京一家媒体的编辑，我们去年在清华大学召开的第八届中国健康教育传播大会上见过，我还记得那时您好像刚刚骨折不久，是架着双拐上台做的演讲，您讲得很生动，令我们印象非常深刻。会下我还给了您一张我的名片呢，可能您都不记得了。"

我尴尬地笑了笑，我确实没有什么印象了。

张女士把目光转向老太太，接着说："郭大夫，知道您忙，我长话短说，这位是我的母亲，今年76岁了，一个多月以前被诊断为2型糖尿病，这件事对老太太的打击很大！我爸得的就是这病，去年走的。所以老太太一听自己也得了糖尿病，立刻就紧张了，真是怕什么来什么！本来挺开朗的一个人一下子就不爱说话了，整天愁眉苦脸的，家里的人都特别着急。"

张女士停顿了一下，用手指了一下老太太左边那位男士："这位是我大哥，在国家卫计委工作，他托人联系到了一位据说在内分泌领域很有名的教授，带我妈去看了一次，教授很热情，给老太太开了一种叫二甲双胍的降糖药，这种药我爸以前也吃过。老太太从医院回来就开始服用这种药物了，可是没想到的是问题也来了，自从服了二甲双胍以后，老太太就开始拉肚子，每天要拉六七次，人也明显见瘦，体力也明显下降，老太太害怕了，只吃了一周就把药给停了，停了药，也就不拉了，可是血糖还是高。停药一周以后，我哥又带着老太太去找那位教授想问问下一步该怎么办，那位教授还是建议继续服用，教授解释说老太太服用二甲双胍后出现腹泻的这种情况是很常见的，很多患者服用二甲双胍后都会出现类似的情况，这个不用担心，教授强调说二甲双胍是经典降糖药物，是很多'指南'所推荐的首选的降糖药物，如果能够耐受，还是应该坚持服用，为了防止再次出现胃肠道的不良反应，可以先把剂量减半，从小剂量开始，待逐渐适应后再增加到足够的剂量。老太太回来后就按照医生的意见把原先的剂量减少了一半，可是药一吃上，问题又来了，还是拉肚子，还是每天六七次，老太太坚持了一周就坚决不干了，说什么也不吃这种药了，也拒绝再去看那位教授。"

我翻看了一下老太太的病历："你们看的这位教授可是一位非常有名的专家，他的水平可比我高多了，你们今天怎么想到来我这里了？"

张女士笑了笑说："同事推荐的，我们单位的一位记者采访过您，她对您的印象超好，极力推荐我们来找您，她说她爸爸也是糖尿病患者，也在您这里看病，经常跟她提起您，对您的评价很高。我当时就想是不是去年在清华大学遇见过的那位郭教授，一查果然就是。您看咱们还真是有缘分呢！"

"哦，还真是够巧的啊！"我笑了笑，就赶紧转向老太太，"老人家，您这药停了多久了？"

老太太想了想，说："有两周了吧，郭大夫，我可不是个娇气的人，但凡能耐受，我都会坚持的，但这个药我确确实实是难以耐受啊，我这一个月可瘦了七八斤呢，走路都没有力气了，不知道的还以为我得了什么重病呢。"

张女士接过话题说："我妈的基本情况就是如此，我们这次来找您就是想请您帮忙给调整一下治疗方案。"

"好的，没有问题啊，老人家最近的血糖情况怎么样呢？"我问道。

这时，站在老太太左边的张先生赶紧把一个笔记本递到我的手上："郭大夫，这是我母亲的血糖记录，您仔细看看，帮我母亲制定一个比较容易接受的治疗方案吧，尽可能简单一些，我母亲的记忆力最近也不太好了，复杂了我怕她记不住。价格的问题您不用考虑，您只考虑病情即可，该用什么药物就用什么药物。"

"哦，好的！"我答应着，接过老太太的血糖记录本仔细地看了起来。

从血糖检测的频率来看，我发现老太太的血糖检测还是比较积极的，看来她对血糖变化的情况还是非常重视的。从血糖记录的数值变化情况来看，老太太在刚确诊时的血糖还是比较高的，但是经过短暂的二甲双胍的治疗后，血糖很快就有了明显的改善，第一次停药后，血糖有些反复，但在第二次停用二甲双胍以后的这两周里，患者的血糖还是比较平稳的，空腹血糖值基本在 5 mmol/L 至 7 mmol/L 之间，三餐后 2 小时的血糖值也大都在 7 mmol/L 至 10

mmol/L 之间。

我抬头看了看老太太说："老人家，您现在的血糖水平还算不错，您今年 76 岁，以您的年龄，把空腹血糖值控制在 7.8 mmol/L 以下，餐后 2 小时的血糖值控制在 11.1 mmol/L 以下就可以了。如果能把空腹血糖值控制在 7.0 mmol/L 以下，餐后 2 小时的血糖值控制在 10.0 mmol/L 以下就非常不错了。您停药这两周的血糖值已经非常符合标准了。这样的话，我认为，您暂时就没有必要服用药物了。"

老太太的眼睛一下子睁大了："您是说我可以不服药了？"

"是的，至少目前一段时间您可以先不用服药。"我肯定地回答。

"这样不用药真的可以吗？"老太太还是有些狐疑。

"可以的，用不用药和用什么药物取决于您的血糖水平和病情的发展变化情况，以您现在的血糖水平是没有必要用药的。但是现在不用药，不代表您可以一直不用药。您还是必须定期监测血糖的变化，也还需要定期来医院就诊，我们会根据您的病情变化调整您的治疗方案，到了该用药的时候也一定会用药的，我们一定会为您制定一个合理的治疗方案。"我赶紧解释。

老太太还是有些不明白："我的血糖上个月还挺高呢，怎么这么快就降下来了呢？我总共才吃了两周左右的二甲双胍。"

"哦，这也不奇怪，您刚刚确诊时的血糖其实也不算太高，您服用二甲双胍的时间虽然并不太长，但是，二甲双胍的降糖作用确实很好，您对二甲双胍的作用比较敏感，所以血糖下降的速度的确比较快。还有，您这段时间的饮食也控制得比较严格吧？"我问道。

"那当然了，可以说是相当严格啊，吃的东西可是比以前少多了，以前很多爱吃的东西都不敢吃了，再加上二甲双胍闹得我不停地拉肚子，就更不想吃东西了。体重一下子就掉下来了七八斤啊，肚子也小了一圈呢。"老太太苦笑了一下。

"这就更不奇怪了，您能严格地控制饮食，这是很难得的，饮食控制本身也是非常重要的降糖措施啊，控制饮食的降糖效果也不见得比药物差。还有您体重的下降也与您血糖的改善有着密切的关系。所以，不是只有服用降糖药物才是治疗糖尿病。您一定听说过糖尿病治疗的五驾马车吧！其实，药物治疗只是糖尿病治疗的措施之一，不用药并不代表不治疗，您控制饮食，适当运动，合理地控制体重，密切监测血糖变化，等等，这些也都是治疗措施，而且非常有效。"我解释着。

"郭大夫，我插一句啊，我妈自从得了糖尿病以后就不怎么敢吃东西了，这也不行吧？"张女士有些忧虑地说，"我爸那时候可是不忌嘴，该怎么吃就怎么吃，谁说也没有用。结果并发症哪个也没有落下。我妈倒是吸取教训了，给啥也不吃，可是我觉得又有些过了。"

"是的，不控制是不行的。但控制饮食不是什么都不能吃，那样生活该多无趣呀，您说呢？老人家，控制饮食要讲科学，门诊时间有限，我无法详细地给您解释，您回去后先自己看一些资料，让您的女儿给您找本相关的书或给您订份杂志，您看了有不明白的地方记下来，等来医院就诊的时候我来给您解释，您看行吗？"

"好的，以后我会经常来麻烦您的。说实话，郭大夫，我今天本来还不想来呢，是他们两位硬把我拉来的。现在看，我真是来对了。"看得出来，老太太的心情好转了不少。

张女士也非常高兴："郭大夫，我妈的病以后可就托付给您了。我们会定期过来的。我再给您一张名片，我从同事那里要了您的电话，以后咱们常联系。"

一直站在旁边的张先生也递过来一张名片："今天咱们也算是认识了，我母亲的病就拜托您了，您有需要我帮忙的地方，尽管来电话，别客气。"

老太太笑眯眯地起身告别，出门的时候，我发现老太太的脚步轻快了许多。

我愣了愣神，赶紧叫了下一个患者。

从那以后，老太太几乎每隔一两个月就来医院一次，汇报她的血糖值变化情况，询问一些她感到疑惑的问题。

时间过得飞快，感觉只是一转眼的工夫，半年多的时间已经过去了，虽然还是没有启动药物治疗方案，但老太太凭借控制饮食和适当运动，血糖水平一直都维持得不错，老太太感到非常满意，全家人也都很开心。

# 我真的必须住院吗？

　　老太太成了我诊室里的一位常客，几乎每个月都会如期来我这里就诊。她也会时不时地提起她第一次来我的诊室看病时的情形，她说她当时真的是吓坏了，心情坏得不得了，但是当见到我时，心里一下子就安稳了，她说没想到我会那么亲切、随和，让她很感激，也有些意外。

　　看来，老太太确实是被吓到了。因为我感觉得到，她说话的声音一直在颤抖，同时颤抖的，还有她的双手。

　　老太太进入诊室后，就一直紧张地看着我，反复在说一句话："我真的必须住院吗？"

　　这让我感到有些困惑。

　　"妈，你先别说了，我来跟郭医生说，好吗？"这时，一直站在老太太旁边的一位中年女性说话了。

　　"郭医生，是这么回事，这位是我母亲，今年75岁了，身体一直都挺好的，平常多在家里照顾我爸，我爸今年已经82岁了，得过脑血栓，已经卧床好几年了，吃喝拉撒睡全靠我妈打理。我妈上周一去社区卫生服务中心给我爸取药时，正赶上卫生服务中心在做糖尿病教育活动，就凑热闹顺便查了下血糖，这一查可坏了，血糖值16点多，老太太一下子就蒙了，社区的医生一看也非常着急，就让老太太赶紧到医院就诊，老太太连我爸的药都忘了取，直接奔回家给我打电话。我第二天一早就带她去医院了，抽血一查，空腹血糖值为 12.8 mmol/L，餐后 2 小时血糖值为 17.6 mmol/L，糖化血红蛋白值为 8.8%，但其他生化指标和尿常规检查都没有什么问题。接诊的医生看了结果以后让我们立即住院，说这么高的血糖一定要进行胰岛素强化治疗。"

"那位大夫说要住院后每天打四针胰岛素，每天测七次血糖。"老太太插了一句。

"我妈一听，当时就差点哭了，她说她不想打胰岛素，再说家里哪能离得开人呢，老爷子还躺在那里呢，谁来照顾啊！我就与医生商量，老太太说的确实是实情，问能不能给我们开点口服药，先在家里治疗一段时间，实在不行，再来住院治疗，我现在就是想请一位保姆也不是马上就能请到的。可是那位接诊医生的态度很坚决，一定让我们马上住院，否则产生什么严重的后果，一律自己承担责任。医生也非常严肃地向我们交代了可能出现的各种严重后果，包括酮症酸中毒、昏迷等，老太太一听更是吓坏了。我以前当过两年医生，所以对糖尿病相关的知识还是有一些印象的，我听了也非常担忧啊！当时我的心里非常纠结。按理说应该听医生的，住院，可是家里的老爷子谁管呢？在老太太的强烈要求下，我也反复权衡了，最后还是带着老太太直接回家了。可问题还是没有解决啊！想着医生所说的各种可能产生的可怕后果，老太太这几天跟丢了魂儿似的，饭也吃不下，觉也睡不着，人眼瞅着日渐萎靡！我这上班怎么能安心呢！我同事听说了这事，就跟我推荐了您，让我赶紧来医院找您。我查到了您的出诊时间，提前来挂了号，今天一大早我们就赶过来了。哦，刚才只顾着说我妈的事了，忘了自我介绍了，我姓李，木子李，我也是北医毕业的，曾经是您的同行，当过两年儿科大夫，现在在一家医药公司工作。"李女士的语速很快，看得出来，这是一位很干练的职业女性。

通过李女士的描述，我基本上明白了事情的原委，就赶紧向这母女俩解释："老太太的糖尿病诊断是非常明确的，先前接诊的医生的意见是非常正确的，老太太当时血糖水平那么高，确实令人担心，那位医生跟你们说的那些不良后果也都是有可能产生的，她给你们提出的那些建议也是非常合理的。可以说，那是一位很有责任感的医生。但是你们家的具体情况我也能够理解，也必须要考虑，你们也不要太着急，咱们一起想想办法。"

"我这几天也正在动员同事们帮我联系保姆。"李女士赶紧插了一句话，"我还借了一个血糖仪，这几天也帮我妈测了几次血糖，好像跟前几天相比，这两天有下降的趋势。"

我接过李女士递过来的血糖记录本仔细地看了看，空腹血糖值和餐后 2 小时血糖值的水平确实都有了不同程度的下降。我想这可能跟老太太的进食量下降有关。

我也把老太太上周做的各项检查报告单仔细看了看，然后把报告单和血糖记录本还给李女士，同母女俩商量："鉴于你们家的具体情况和老太太的病情变化情况，我想我们可以采取一个折中的解决办法，老太太可以暂时不住院，我给老太太先开两种口服药，请老太太回去后坚持服用，同时在家里密切监测空腹血糖和餐后血糖的变化，而且，在血糖没有得到良好的控制之前，必须按照我的要求定期来医院复诊，以便根据病情调整治疗方案。你们看怎么样？"

母女俩听了我的话，都非常高兴，尤其是老太太，一听说可以暂时先不用住院了，满脸的愁容一扫而光，兴奋得不得了。

我根据老太太的血糖情况，给老太太开了两种口服降糖药物，包括格列美脲 2 毫克，每日一次，早餐前服用；阿卡波糖 50 毫克，每日三次，三餐时与第一口饭同服。我简明地向老太太交代了一些在饮食和运动方面应该注意的事情。

母女俩欢天喜地地回去了。

一周后，母女俩如约而至。从她们进入诊室时轻松的表情来看，情况肯定不错。

事实证明了我的判断，老太太的血糖水平改善得非常不错，来门诊前一天的空腹血糖值已经降到了 7.8 mmol/L，三餐后 2 小时的血糖值也已经降到了 9 mmol/L 至 11 mmol/L 之间。老太太也一扫从前的萎靡，整个人的精气神大有改观。

再过一周，老太太的空腹血糖值已经降到了 5 mmol/L 至 7mmol/L 之间，餐后血糖值降到了 6 mmol/L 至 9 mmol/L 之间。老太太血糖改善的速度真是够快的，我把老太太早餐前的格列美脲从 2 毫克减到了 1 毫克，嘱咐老太太回去后继续监测血糖，两周后再来。

两周后，老太太再度如约而至，这次老太太是自己来的，她说女儿本来是要陪她来的，她没让，她觉得总让女儿请假陪她看病心中实在有些不忍，女儿的工作也很忙，总是请假对工作肯定会有影响。

老太太说，她在女儿的培训下，已经能很熟练地给自己检测血糖。从血糖记录的情况来看，虽然我把她早餐前格列美脲的剂量减掉了一半，但老太太的空腹血糖和餐后 2 小时血糖依然保持在两周前的水平。

一个月后，我根据老太太的血糖监测结果停掉了格列美脲，只保留了每日服用三次的阿卡波糖。治疗方案简化了，老太太更高兴了。

三个月后，我给老太太复查了糖化血红蛋白，结果是 7.0%，对这一结果，我非常满意。

一转眼，半年多过去了，老太太的血糖一直都控制得非常不错。

老太太成了我诊室里的一位常客，几乎每个月都会如期来我这里就诊。她也会时不时地提起她第一次来我的诊室看病时的情形，她说她当时真的是吓坏了，心情坏得不得了，但是见到我时，心里一下子就安稳了，她说没想到我会那么亲切、随和，让她很感激，也有些意外。

其间，老太太的女儿，也就是那位李女士，还专程来了一次医院，带了一盒茶叶给我，说是朋友专门从台湾带回来送给她的，她转赠给我以示感谢，我实在推脱不过，就收下了。

茶，我喝了，确实很香！

# 您能确定我得了糖尿病吗？

"我大概明白您的意思了，您是说，'三多一少'是糖尿病的典型症状，但不是 2 型糖尿病的早期症状，所以要早期诊断，就主要依据血糖水平。而早期诊断的目的是及时对糖尿病进行早期治疗。我这样理解对吗？"

王女士问道。"您理解得没错，确实是这个意思。"我表示赞同。

"郭大夫，您帮我看看体检报告，我是不是得了糖尿病？"说这话的是一位衣着雅致的中年女性，一边问一边在她随身携带的皮包里翻找她的体检报告，"对不起啊，您稍等一下，我这包里的东西真是太多了！"

"不着急，您慢慢找。"我安慰道。

"您是什么时候做的体检？"我接着问了一句。

"三个多月之前。"女士头也不抬地回答道。

我接过她递过来的体检报告，报告上的信息显示这位女士姓王，今年 56 岁，我翻开报告仔细地看了看，大多数结果都是正常的。但是，血糖值为 8.6 mmol/L，确实是高，而且她的血脂水平也不正常。

我把王女士的体检报告放下，然后说道："从报告来看，您的血糖水平已经达到糖尿病的诊断标准了。体检医生没有告诉您尽早来医院复查血糖吗？"

"哦，告诉我了，是我自己觉得必要性不大，就没有来。我去年体检时的血糖比这次还高呢，我也没当回事，一年多过去了，我看血糖水平变化不大，我也一直没感觉有什么不舒服，也就没往心里去。"王女士非常平静地说。

"那您今天怎么想起要来医院了？"我好奇地问道。

"上周我儿子从美国回来了，看了我的体检报告，发现我血糖高，就一定要我来医院，态度非常坚决，我也没有办法，就只能过来了。您看，这就是我儿子，非要陪我一起过来。"王女士向身后指了指。

我这才注意到，王女士身后站着一个文质彬彬的年轻人。

"您好，郭医生，给您添麻烦了。"小伙子赶紧打招呼，"我这次回来偶然看到了我妈的体检报告，我上网查了一下，觉得我妈是得了糖尿病，可我妈不承认，我让她来医院，可她就是不肯，在我的坚决要求下，才跟我一起过来的。"

"郭医生，我觉得我儿子多虑了，您觉得我有可能得了糖尿病吗？"王女士问道。

"非常有可能啊，您两次体检的结果都已经符合糖尿病的诊断标准了。为了慎重起见，我给您再检查一下空腹血糖，然后检查一下餐后血糖和糖化血红蛋白。"我认真地回答。

"郭医生，我有几个问题想跟您探讨一下。我听同事说糖尿病的典型症状是'三多一少'啊，尿得多，喝得多，吃得多，体重下降，这没错吧？"王女士胸有成竹地问道。

"您说得没错，'三多一少'确实是糖尿病的典型症状。"我肯定地回答。

"可是这四样没有一样同我沾边啊。我吃得不多，喝得不多，尿得也不多，体重更是一点也没有下降啊。说实话，我还真希望体重能下降一点呢，我为了这个可是花费了不少心思呢，可是试了很多办法都没有降下来。所以我的同事都说我不可能得了糖尿病，我自己也觉得不可能！"王女士很肯定地说。

"我跟我妈说了，糖尿病的诊断不看症状，只看血糖水平。可是我妈就是不信。郭医生，您说我说得对吗？"小伙子插话说。

"您说得基本正确，糖尿病的诊断主要是看血糖水平。不管有没有典型的'三多一少'的症状，只要血糖水平符合标准了，就可以确诊。"我对小伙子的话予以肯定。

"郭医生，您不是也同意'三多一少'是糖尿病的典型症状吗？那为什么对糖尿病来说具有代表意义的'三多一少'的症状不能作为诊断糖尿病的标准呢？"王女士感到难以理解。

"我并没有否定糖尿病典型症状在诊断糖尿病中的价值，实际上，糖尿病的典型症状也是糖尿病诊断的重要指标。确切地说，糖尿病的诊断标准是这样的：如果您有典型的糖尿病症状，那么只要您的随机血糖值大于等于 11.1mmol/L，或者空腹血糖值大于等于7.0mmol/L，或者葡萄糖负荷后 2 小时血糖值大于等于 11.1mmol/L，三项里面只要有一项符合，就可以确诊为糖尿病了。如果您没有糖尿病的典型症状，但您的随机血糖值大于等于 11.1mmol/L，或者空腹血糖值大于等于 7.0mmol/L，或者葡萄糖负荷后 2 小时血糖值大于等于 11.1mmol/L，经过改日再次检查，如果依然符合标准的话，也可以确诊为糖尿病。也就是说，糖尿病的典型症状虽然也是糖尿病诊断的重要依据，但不是确诊糖尿病的必要条件。而静脉血糖水平才是诊断糖尿病的必要条件。这您能理解吗？"我停顿了片刻，接着进行解释。

"'三多一少'确实是糖尿病的典型症状，但是这种典型症状在不同类型的糖尿病患者身上的表现并不一样，当 1 型糖尿病患者发病时，'三多一少'症状的表现常常是比较典型的，但是更为常见的 2 型糖尿病患者发病时，'三多一少'的症状常常表现得不够典型，很多患者甚至根本就没有任何症状。也就是说'三多一少'可以是 2 型糖尿病的典型症状，但不是 2 型糖尿病的早期症状。只是随着病程的延长，当患者的病情逐渐进展到一定程度时，患者才会表现出典型的'三多一少'的症状来。一般来说，当 2 型糖尿病患者出现典型的'三多一少'的症状时，大多已经有五六年甚至更长的病史了。所以，如果用'三多一少'来诊断糖尿病，尤其是2型糖尿病，那是非常不靠谱的，会贻误糖尿病的诊断和治疗时机。"我耐心地解释道。

"我大概明白您的意思了，您是说，'三多一少'是糖尿病的典型症状，但不是2型糖尿病的早期症状，所以要早期诊断，就主要依据血糖水平。而早期诊断的目的是及时对糖尿病进行早期治疗。我这样理解对吗？"王女士问道。

"您理解得没错，确实是这个意思。"我表示赞同。

"郭医生，我的另外一个问题是，既然2型糖尿病在早期大多没有糖尿病的典型症状，是不是也表明在这个阶段的糖尿病的病情并不是很严重呢？如果确实如此的话，那么我是不是可以等到有了'三多一少'的典型症状时再接受治疗呢？"王女士继续问道。

"哦，这个不是的！没有典型症状不代表病情不严重，糖尿病的症状和病情也并不是完全平行和对等的。有的患者虽然有'三多一少'的典型症状，可病情并不见得非常严重，而有的患者已经有了严重的并发症，也依然没有典型的症状。所以，用典型症状的表现是否显著来判断病情的轻重也是不科学的。在糖尿病的早期，虽然症状并不典型，但是，高血糖对全身机体的损害已经在悄然地进行了。糖尿病不是一个器官特异性的疾病，糖尿病伤害的是全身的血管和神经，只要有血管和神经的部位就会伤及，所以，糖尿病的危害是全身性的，是无所不及的，没有哪一个系统或哪一个器官可以幸免，而这种伤害往往又是在无声无息中进行的，是一种逐步的和潜移默化的侵蚀。可以说，糖尿病是一位冷酷的绅士，是一位无声的杀手，可以在无形中不动声色地将糖尿病患者置于不归的境地。"我停顿了一下，看了一眼那母子俩，他们在不住地点头。

"郭医生，我已经明白您的意思了，糖尿病是一种进展性的疾病，所以，越早治疗，效果就越好，如果不及时治疗，等到糖尿病把全身的血管和神经都损害了，有了不良的后果，再接受治疗就太晚了，是吧？"王女士问道。

"您理解得非常正确！您的理解能力令人佩服！"我由衷地赞道。

"还是您解释得清楚，您今天纠正了我的许多错误观念，我确确实实学到了很多东西。您给我开化验单吧，我明天早上就来抽血，等结果出来了，我再来找您。如果确诊是糖尿病的话，我马上就接受治疗，不会拖延。"王女士的态度很鲜明。

临出门的时候，王女士又转了回来："郭医生，我觉得您的表达能力非常好，说话很艺术，很有条理，我估计您的文笔也一定不错，您抽空写本关于糖尿病的书吧，我来帮您出版，肯定会畅销的。"

"哦，您过奖了，我的文笔很一般，不过您的建议很好，我也早有此意，只是没时间付诸实践。等我有空了，一定写。"我赶紧回答。

一周后，母子俩又来了，化验结果表明，王女士确实患了糖尿病。

王女士对现实表示认可，并愉快地开始接受治疗。

根据王女士的血糖情况，我给她开了一种每日只需口服一次的降糖药物，并嘱其控制饮食和加强运动。

王女士非常认真地执行医嘱，定期来医院复诊，血糖也一直控制得非常满意。

# 我到底该用哪一种药呢？

"如果我把选择权交给你，让你拍板，你会选哪一种？"首长终于说话了。

"我的决定？"我犹豫了一下，接着说，"您如果让我做决定，我倒是觉得您可以先不用药。"

"不用药？"首长和夫人都感觉有些惊异。

"是的，暂时不用药。"我肯定地回答说。

那是五年前某一个秋日的上午，我的门诊日。

我隐约记得那天天气不太好，天色阴沉沉的，令人感到有些压抑。

临近中午时，一位特殊的患者走进了我的诊室，五位陪同人员紧随左右，其中包括我们医院的一位工作人员。

从外表上看，这是一个气度不凡的患者。

根据陪同的工作人员介绍，这确实是一位很重要的领导，来自某某军区。

打完招呼后，我诧异地小声问道："他们为什么不去他们自己军区的总医院？"

那位工作人员迅速地看了几位来客一眼，低头附在我的耳边小声回答说："可能是不希望他们军区的人知道吧，估计是有所顾虑。"

我恍然大悟，怪不得某些在职的首长看个病总是神神秘秘的，看来都是有所顾虑的。可能是担心其所患的疾病被别人知道了，会因为健康问题影响到以后的工作安排吧。看来，做医生的也一定要加强保密意识啊！不该说的绝对不能说，否则，后果可能会很严重。

我看了看面前的几位，发现大家的表情都很严肃。

诊室里的气氛有些凝重。

负责讲述病情的是首长的秘书，我想，首长的秘书在来医院前一定是做了非常充分的准备，因而对整个过程描述得非常详尽并有条不紊，而且对于首长的某些重要的检查结果均了然于心，毫厘不爽。

我一面听讲，一面翻看他们带来的各项检查结果。

从医多年，我曾经见过很多位首长的秘书，对他们所表现出的某些超乎常人的能力印象深刻，并由衷佩服。他们当中的很多人后来都走上了重要的领导岗位，从首长秘书成长为首长。

根据这位秘书的汇报，我了解了事情的来龙去脉。

这位首长在两周前偶然发现自己的血糖升高，先是找了 301 医院的一位教授，经两次复查血糖被明确诊断为糖尿病，教授建议其服用一种上市不久的属于 DPP4 抑制剂一类的新药。首长及夫人为了慎重起见，又托人辗转找了北京大学某附属医院的一位教授，这位教授建议服用二甲双胍，并告诉他们二甲双胍是"指南"所推荐的首选降糖药物。由于两位教授的意见不统一，首长及首长夫人为难了，不知道究竟该听哪一位的好。恰好首长夫人认识一位某部队医院的内科系统的主任，便打电话进行咨询，那位主任建议他们可以再听一位专家的意见并推荐了我，他们打听到我今天出门诊，就过来了，想听听我的意见，以便最后决策。

我听完秘书的叙述后，笑了笑说："看来首长和夫人都是比较谨慎的人啊！"

秘书也笑了："这也说明首长对疾病非常重视啊！身体是革命的本钱啊！"

"说得好啊！健康是第一位的！"我点了点头，表示赞同。

一直站在首长旁边的首长夫人说话了："郭主任，您好，给您添麻烦了。事情的经过您已经听到了，徐主任是我的好朋友，她建议我们过来听听您的意见，根据您的经验，您觉得我们选哪种药物更合适呢？"

"说实话，徐主任这次可是给我出了个难题啊！"我笑了笑。

首长夫人也笑了："徐主任对您可是非常推崇啊，她说她经常推荐患者过来找您。"

"是这样的！其实，你们能过来找我也是对我的信任。我之所以说给我出难题，是因为你们先前咨询的两位医生都是我们内分泌领域的大腕，可比我有名多了，让我评价他们的治疗方案确实有点勉为其难。"我笑了笑说。

"这个您不要有任何顾虑，咱们对事不对人，我们只是想听听您的真实看法。"秘书插了一句。

我把目光转向首长和夫人："客观地讲，我觉得之前两位教授的建议都是很合理的，说不上哪一个方案更加合理。两位教授推荐的这两种药物可以说是各具特点，各有优势，也不能说哪一个比另一个更好。药物的好与坏都是相对的，是因人而异的。我觉得根据您的血糖情况，您选哪一个都是合理的，我估计都能很快将您的血糖控制到一个比较理想的水平。"

"您是说我们选哪个药物都可以是吗？"首长夫人问道。

"是的，选哪个都是可以的。"我肯定地回答。

"如果我把选择权交给你，让你拍板，你会选哪一种？"首长终于说话了。

"我的决定？"我犹豫了一下，接着说，"您如果让我做决定，我倒是觉得您可以先不用药。"

"不用药？"首长和夫人都感觉有些惊异。

"是的，暂时不用药。"我肯定地回答说。

"不用药怎么降低血糖呢？"首长夫人急切地问道。

"改变一下生活方式。"我回答道。

"怎么改变生活方式？你确定可以吗？"首长问道。

"我认为是可以的，我刚才听秘书讲述病情的时候详细地看了看您的血糖记录，本来您的血糖水平也不算太高，所以单用一种降糖药物，不论是那两位教授推荐的哪一种，都是可以很快把它控制下来的。我刚才看血糖记录时发现，您最近这几天的血糖水平同两周前相比，已经有所下降了，而这期间您并没有开始用药治疗，所以，我猜测，您可能已经下意识地开始改变自己的生活习惯了。"

"您猜得没错，我爱人一听说自己得了糖尿病，立刻就开始注意了，我们查了很多资料，秘书也帮忙搜集了一些相关的杂志和书。现在不仅吃东西有所控制，每天的活动量也增加了。"首长夫人赶紧回答。

"看来我猜得没错。我觉得以您两位的重视程度，肯定可以做到严格地控制饮食并坚持运动。在这方面你们还可以多看一些资料，如果有什么不清楚的地方，可以随时咨询我。所以，我建议您暂时不用药，咱们争取单靠改善生活方式就把血糖降下来。"根据他们的重视程度，我确实是有信心的。

"如果我们改变了生活方式以后，血糖水平依然无法达标，那该怎么办呢？"首长夫人急切地问。

"那就用药吧！该出手时就出手嘛。到那时咱们再讨论用哪种药的问题也不迟。"我笑着回答说。

"我看可以！"首长转头看了夫人和秘书一眼，"就听郭主任的吧！"

　　接下来的情节，是短暂的关于如何更加合理地控制饮食和运动的咨询。我尽可能简明扼要地一一回答了来自首长和夫人的各种疑惑。

　　20 分钟以后，咨询结束了，我发现大家的表情都一改先前的凝重，首长和夫人的表现更是轻松自在了许多，整个诊室的气氛也明显活跃了不少。

　　在他们跨出诊室的一刹那，我从他们的背影里读到了一种如释重负的轻松与发自内心的喜悦。

　　一个月后的某日，首长秘书如约来到了我的诊室，他非常高兴地告诉我，首长的血糖下来了，空腹血糖值基本上在 6mmol/L 以下，餐后 2 小时血糖值也基本上都在 8mmol/L 以下。首长对这样的结果很满意。在夫人的监督下，首长的饮食控制得非常严格，也基本上每天都能坚持一定的运动量，几乎没有间断过。

　　大约三个月以后，首长夫人专门来了一次，告诉我首长的血糖控制得非常平稳，并向我转达了首长的问候。

　　首长夫人让我看了首长的血糖和生活记录本，我看完大吃一惊，这几乎可以同"皇帝起居录"有得一比了！那上面工工整整记录的，除了每一次的血糖检测结果，还有每天每一餐的具体食物及进食数量，每一天的运动内容及持续时间。眼前的这一切令我感叹。我心想，对生活方式的关注能够做到如此细致入微的人，血糖怎么可能控制不好呢？

一转眼，五年过去了。其间，首长的职位有了调整，担子更重了，责任也更大了，但首长对此似乎并无怨言。首长的血糖一直维持得很好，他也一直没有服用任何降糖药物。

据首长夫人讲，与首长几乎同时诊断出糖尿病的战友已经在打胰岛素了，但是血糖也控制得并不理想，对此，首长很得意。

# 问题出在哪里了？——都是试纸捣的乱

"我觉得是有关系的，因为试纸一旦过了有效期，其检测结果就会出现误差。这时你测到的血糖结果就无法反映出你真实的血糖情况。这样就会影响医生对你血糖状况的判断，干扰医生的临床决策，其结果有可能会很严重！"我简单地解释着。

那天，老王走进诊室的时候是一脸的愁容。

老王平素是一个比较乐观的人，总是笑眯眯的，今天却是这样一副失魂落魄的样子，我想这其中必有原因。

"怎么了？老王，碰见什么愁事了？看你这忧心忡忡的样子！"老王一落座，我就关切地问道。

"唉！"老王先是叹了口气，接着说道，"也不知是怎么搞的，我最近这一个月时间的血糖总是忽高忽低的，怎么也调整不好。"

"哦？我记得你上个月来就诊时血糖还控制得相当不错呢。"我感到有些诧异，因为老王是我的一位老患者，堪称模范糖尿病患者，自患病以来，对执行医嘱从来不打折扣，在我的印象里，他的血糖一直控制得相当不错。

"是啊，上个月还一直都挺好的，就是从这个月开始，血糖就不稳定了。明显比以前高了不少，不但空腹血糖升高了，餐后血糖也都跟着升上去了。我一看不好，就准备来医院找您，可是那段时间又一直走不开，好不容易等有空了又不是您的门诊时间。我上周抽空到我家附近的社区卫生服务站去问了一下，卫生服务站的医生解释说这种情况是很常见的，随着病情的进展，糖尿病患者的血糖就是会越来越难控制，根据我目前的血糖情况，应该调整治疗方案了。服务站的医生给我加了一种促进胰岛素分泌的药物，让我在三餐前服用。我觉得医生说得有道理，就接受了他的建议。"老王急切地讲述着事件的经过。

"加药以后的情况怎么样？血糖降下来了？"我插了一句话。

"加了那种药物以后，血糖情况确实有所改善，可是问题也更严重了！"老王叹了口气。

"什么问题？"我感到有些疑惑。

"吃了那种药以后，我记得好像从第二天开始，我就经常在快吃饭的时候感觉心慌、全身无力，有时还会有手抖的情况出现。"老王回答说。

"你这可能是低血糖的表现啊！"我担忧地说。

"是啊，我也以为是低血糖呢，可是我拿血糖仪一测血糖，血糖一点也不低啊！您说这是怎么回事啊？"老王着急地问道。

"这确实有些奇怪。"我看了老王一眼，接着问道，"你今天早上吃饭了吗？"

"没有，我想来医院可能要做检查，就没有吃饭。"老王赶紧回答。

"哦，那好，你就在我们这里再测测空腹血糖和餐后血糖吧。以前的药物继续服用，新加的那个药暂时停一下，今天先不用。顺便再查一下糖化血红蛋白。"我叮嘱道。

等我开好化验单，老王赶紧去交费并进行抽血检查了。

临近中午的时候，老王拿着血糖检测结果回到了诊室。

我接过化验单一看，结果很不错啊，空腹血糖值为 5.3mmol/L，餐后 2 小时血糖值为 7.1mmol/L，糖化血红蛋白检测的结果是 6.3%。

"这个结果不错啊！"我把化验单还给老王。

"是啊！我一个月之前基本上都是这个水平啊！怎么就突然出问题了呢？现在怎么又恢复正常了呢？"老王感到很困惑。

"你这段时间在治疗上没有什么遗漏吧？工作和生活中有什么变动吗？"我询问道。

"工作和生活都没有任何变动啊！控制饮食一如既往，每天的运动也照常进行。服药那就更是一丝不苟了，这个您是知道的。"老王非常认真地回答。

"哦！这个我相信您！"老王认真的样子把我逗笑了。

我又拿起老王的血糖记录本仔细地看了看，突然之间一个念头浮上了我的脑海：会不会是检测环节出了问题呢？

我抬头看了一眼老王，下意识地问了一句："你在家里测血糖用的还是那次糖尿病日你抽奖抽到的那个血糖仪吗？"

"是啊！是啊！还是那个血糖仪，挺好用的。我不是还专门拿来给您看过吗？您还说挺好的！"老王赶紧回答。

"你的试纸是怎么解决的呢？"

"我都是在我们家附近的大药房买的，根据您的建议，我都是拿着我的血糖仪去对照着买的，就怕买错了！"老王笑着回答说。

"那你最近这段时间用的试纸是什么时候买的？"我随意地问了一句，心想，会不会是试纸的问题呢？

"我最近这段时间用的试纸不是我买的，是我儿子送给我的，他的一个同事也是糖尿病患者，我在去年的一次糖尿病患者活动中还见过那个人，聊过天，据说跟我用的是同一型号的血糖仪。我用的试纸就是他让我儿子送给我的，他以前打过一段时间胰岛素，后来不打了，改吃口服降糖药物了，测血糖的次数也就比以前少多了。以前买的试纸富余了，怕自己短时间内用不完，就转送给我了。"老王解释道。

"原来是这样！我怀疑你最近用的这些试纸已经过期了。你回去后给你儿子打个电话问问，他同事是什么时候把试纸给他的。你再好好看看你的试纸上的有效日期。如果没有过期，你就接着使用，如果已经过期了，我建议你就别用了，去买新的吧！"我把血糖记录本交还给老王。

"好吧。那我现在该怎么用药呢？"老王问道。

"在用药方面，我建议你在试纸的问题弄清楚之前还是按照以前的治疗方案，新加的那个药暂时先停一下。我这样建议是出于对安全的考虑，我觉得你的低血糖反应还是要警惕的。"我回答说。

老王收好自己的病历和化验单等物品，就赶紧回去了。

当天下午，在我的门诊快要结束的时候，老王又匆匆忙忙地来到了诊室。

"郭主任，还真是让您猜对了。我回家仔细地看了一下，那些试纸还真过期了，三个月前就过期了。我也打电话问了我儿子，那试纸人家在元旦前就交给他了，那个时候离有效期的最后期限还有三个月呢，可是他也没有细看，顺手就放在办公室的柜子里了，事后一忙，就把这件事给忘了，五一前收拾柜子里的东西时才又发现。当我儿子把试纸转给我时，我也没有看上面的有效日期。我当时自己的试纸还有几片没有用完，所以也没有马上用，我是上个月才开始用那些试纸的。"老王停顿了一下接着说道，"郭主任，您觉得我这个月的血糖波动同这些失效的试纸有关系吗？"

"我觉得是有关系的，因为试纸一旦过了有效期，其检测结果就会出现误差。这时你测到的血糖结果就无法反映出你真实的血糖情况。这样就会影响医生对你血糖状况的判断，干扰医生的临床决策，其结果有可能会很严重！"我简单地解释着。

"可是那试纸才过期三个多月啊，就不能用了吗？"看来老王是觉得把试纸扔掉了有些可惜。

"过期的时间确实不是很长，如果这些试纸的保存条件一直非常合理，比如保存在比较阴冷、干燥的环境下的话，那影响有可能会小一些。但如果保存不当，结果肯定就不乐观了。你儿子是把它们放在了办公室的柜子里，保存条件并不是很合理，所以即使只过期了三个月，检测的结果肯定也不准确了！你还是赶紧抽时间去买新的试纸吧。"我继续解释着。

"好吧，郭主任，我听您的，明天我就去买新的试纸。咱们下个月再见。"虽然感觉有些遗憾，但老王还是接受了我的建议。

一个月后，当老王再次出现在我的诊室时，又恢复了从前兴高采烈的样子，我想他的血糖一定又恢复到了以前的理想状态。

果然不出我所料，老王血糖记录本上的血糖数值证明了我的猜想。

这次试纸事件给老王上了生动的一课，也给我留下了深刻的印象。

# 一点心意

来自患者的认可，常常是对医生最大的鼓励。

那是去年临近春节的一个下午，天气很冷，所以来看门诊的患者也并不是很多。

当我看完一个外地的患者，正准备叫下一个患者的时候，一个熟悉的身影出现在了诊室的门口。

"张老来了？"我赶紧打招呼。

张老是我的老患者，他既是一位资深的糖尿病患者，也是一位德高望重的老干部，我们相识已经有十余年了，在过去的十多年间，张老每个月都会来门诊就诊，定期检查，定期取药，风雨无阻，堪称模范。

在我的印象里，张老是一个开朗的人，见多识广，阅历丰富，为人处世非常豁达，看问题也很有见地。虽然已经80多岁的高龄了，但是依然谈吐风趣，活力不减当年。我还注意到，张老每次来医院就诊基本上都是独来独往，我好奇地问过一次，张老回答说是他坚持这样的，能自己完成的事情一定要自己完成，他不想给子女们添麻烦。

我记得最初见到张老的时候，他被确诊为糖尿病时间不长，因为听信了一些传言，对糖尿病产生了诸多误解，心中很焦虑，后经来医院门诊就诊多次沟通，反复讲解，才逐渐释然。

虽然张老年事较高，但是在对待疾病的态度上却一丝不苟，遵循医嘱从来不打折扣，所以张老的血糖、血压以及血脂等诸项指标一直都控制得非常不错。

张老坐下后，神秘地笑了一下："郭主任，我今天可不是来看病的。"

"哦？不看病？那您来医院有其他事吗？"我感到有些奇怪。

"没有什么特殊的事情，我是准备去玉渊潭公园转转的，正好路过这里，就顺便过来看看你。"张老笑了笑。

"真羡慕您啊！自由自在的！"我由衷地赞叹道。

"这有什么好羡慕的，等你退休了也一样。"张老说着顺手从身上的衣兜里拿出一个小圆筒，摆在我的办公桌上，"这是我的一位老战友送给我的茶叶，据他说味道不错，送给你品尝品尝。别嫌弃啊！"

听到张老的话，我愣了一下，我同张老认识已经十多年了，张老为人正直，刚正不阿，坦荡磊落，是我非常崇敬的一位长者。如今，这位我极为敬重的老人居然会想到送我小礼物，这让我很感动，但这也是我感动之余难以接受的。

"张老，您太客气了，您是我们的前辈啊！我怎么能收您的东西呢，您这不是难为我吗？"我委婉地说。

"这只是我的一点小心意嘛，你可别想多了！东西很便宜，又不是我买的，你不用介意的。"张老停顿了一下，接着说，"知道我为什么今天来吗？我就是不想让你为难，才没有在看病的时候送给你，而是今天顺便过来带给你的，我今天不是作为你的患者，而是以老朋友的身份过来的。咱们认识已经十多年了吧，可以算是老朋友了吧！"

"那当然，这没有什么可疑问的。能有您这样的朋友，那可是我的荣幸啊！不过，您想得真周到啊！"我也笑了。

"这么多年了，我还是比较了解你的，我来之前考虑过的，如果我送你别的东西，你一定会拒绝，那样我们两人都会比较难堪。我送你一小盒茶叶，就不会给你太多压力了，只要你不嫌弃就好，这毕竟是我的一份心意啊！"张老诚恳地说。

"您要是不送，我就更没有压力了。您是前辈，您其实真的没有必要送我小礼物，这会让我内心有愧的。"我笑着对张老说。

"你别老叫我前辈，我是拿你当老朋友的，我只是想表达一下心意而已。我在你这里看病已经十多年了，给你添了那么多麻烦，我心里也很过意不去啊，我也是一直想表达一下对你的感谢而已。"张老非常认真地说。我看得出来，张老确确实实是真心实意地想表达一下感谢之情。

"这个我能理解，但给您看病是我的职责，谈不上添麻烦，您千万别这样想。再说，您来找我看病，那也是对我的信任啊！其实我心里也同样很感激您。茶叶我收下了，您的心意我也领了。您以后千万别再这样客气了。"我笑着对张老说。

看着张老的茶叶，我心里感到很温暖，也很受鼓舞。我觉得这种来自患者的认可，常常是对医生最大的鼓励。

"不管怎么说，你能接受，我是非常开心的。我认识很多医生，我觉得你是很独特的一位，可惜啊，目前像你这样的医生可是不多见了！我不打搅了，你接着给患者看病吧，再见！"张老笑着站了起来。

"再见。"我站起来，目送张老离开，然后开始叫下一位患者。

三个月后的某天下午，我在出门诊，张老又来了，没有挂号，因为是路过，便顺便过来看看。

打过招呼后，张老笑眯眯地问道："上次我拿给你的茶叶感觉如何啊？味道不错吧？"

我一听，也笑了："嗯，味道还真的是不错，确实是好茶！"

我说的是真心话。

"看来我战友说得没错，这我就放心了！我原本还担心不合你的口味呢！"张老如释重负地说。

"您没有自己品味一下吗？"我好奇地问道。

"哦，我只喝红茶，不喝别的茶。习惯了！"张老说着顺手从衣服兜里摸出一个小盒子，摆在我的面前。

又是一小盒茶叶，同张老上次送我的那盒一模一样。

"我估计那盒茶叶你已经喝完了，给你续上！"张老笑眯眯地说。

说实话，这确实有点出乎我的意料。

"张老，您真的让我很无语啊！"我很无奈地望着张老说。

"你什么也别说了，赶紧看患者吧！我要去遛弯了，再见！"张老说完，大手一挥，就迅速离开了。

望着张老的背影，我心里感觉很复杂，短暂的愣神之后，我叫了下一位患者。

# 医生，能变通一下吗？

"您是说还有其他选择吗？"老人似乎从我的回答里看到了一丝希望，急切地问道。

"当然！"我肯定地回答，"我们在制定治疗方案时最重要的是要从您的病情出发，但是也要充分考虑您的意见啊！您是患者，您对治疗的态度和依从性对于治疗方案的实施和效果可是至关重要的啊！"

我是比较喜欢爱问问题的患者的，因为这样的患者大多比较关注自己的病情，对治疗的依从性也比较高。但若碰到某些过于关注自己病情的患者，就诊的过程则很有可能会变得有些冗长，甚至面临失控的困境。因为如果某位患者就诊时间过长，排在后面的患者就有可能会变得非常烦躁，而带着情绪进入诊室的患者，在就诊过程中发生医患纠纷的可能性就会增加。

那天，我就遇见了这样一位"问题"患者，来自外地，患病多年，积累了很多的问题渴望得到医生的解答。我花了半个多小时对其所列出的疑问进行了耐心的解答，患者非常满意，感到不虚此行。但是，却意外地惹恼了后面的几位患者。因为患者走出诊室的时候，我清晰地听到了守在诊室门口的几位患者的抱怨声。

　　紧接着进入诊室的是一位温文尔雅的老者，老者坐定后先是安慰我："郭主任，您别在意啊！有些人的脾气就是比较大，不过他们也不是怪您，而是觉得刚才那个患者太不懂事了！怎么有那么多事呢？哪能问那么多问题呢？别人还看不看病了？"

　　我笑了笑："刚才那位是外地患者，好不容易请假专门来一次北京，问题多些也是可以理解的。患者之间也要互相包容啊！"

　　"那倒也是。郭主任，您脾气真好！要是换了别的医生，可能早就烦了！"老人顺便表扬了我一下。

　　"一般来说是不会的，当然了，个别情况也是有的。"我笑了笑，接过老人递过来的病历，上面的患者年龄让我吃了一惊，"您老今年都 87 岁了，还这么精神，真是难得啊！"

　　"这可能是因为我有一个很好的心态吧。郭主任，您还记得我吗？"老人微笑着看着我。

　　"说实话，不太记得了，又感觉好像曾经见过，抱歉啊。"我说的确实是事实，当老人出现在门口的时候，我确实有一种似曾相识的感觉，但想不起来是在哪里见过。

　　"我大前年和前年都来找您看过病，不过您的患者那么多，记不住是非常正常的。"老人笑着说。

　　我翻开老人的病历，果然看到了我写于 2012 年和 2013 年的两次病历记录。

　　看到病历记录以后，我感到有些疑惑："您老人家 2012 年就确诊为糖尿病了，您除了在刚刚确诊不久来我这里就诊过一次之外，就只在 2013 年的夏天来过我们医院一次，从那时到现在就没有记录了。根据我写的门诊病历，我是建议您通过改善生活方式来进行治疗的，没有给您用降糖药物。您是一直都没有接受治疗，还是在其他医院就诊？"

　　"一直没有，我 2012 年那次找您看病是在刚刚被确诊为糖尿病的时候，我记得当时是先去了另外一家医院，接诊医生建议我服用二甲双胍，我服用了一周左右，总是感觉胃肠有些不舒服，肚子总是胀胀的，服药后嘴里的味道也怪怪的。在邻居的推荐下，我来挂了您的号，您看了我的检查结果后说如果我能合理地控制一下饮食和适当地加强运动，也可以暂时不用服用药物。您还送了我一本关于糖尿病的小册子呢，我记得是中日友好医院的医生们写的，您可能都不记得了。我按照您的建议调整了饮食和运动，血糖还真的是不久就恢复正常了，而且一直都很平稳。我 2013 年夏天还来咱们医院复查过一次，也是挂的您的号，经过复查，所有的指标都很正常，我特别高兴。从那以后一直到最近，我都几乎没有进过医院，但血糖还是经常检测的，我的血糖水平也一直都很不错的。我自己买了个小血糖仪，经常在家里测血糖，每次的结果都有记录。"老人从随身携带的包里拿出一个精致的笔记本递到我的手上。

"哦，记得可真详细啊！"我翻看后由衷地赞叹道。

"郭主任，您往后翻，您看看我最近这一个月的血糖记录，也不知怎么的，这血糖不知不觉就高上去了。我平时还是挺注意的，饮食和运动方面与以前相比几乎没有什么变化，可血糖怎么就高了呢？我真的是非常着急啊！我上周到我们家附近的那家医院去了，接诊的医生看了我的血糖记录后建议我接受胰岛素治疗，我一听就心慌了，我最怕的就是打胰岛素啊！我同医生说可不可以不打胰岛素，医生说打胰岛素对我来说是最好的选择。医生解释说，因为我的年纪太大了，都快90岁的人了，肝、肾功能都不比年轻人，服用口服药可能不够安全。医生给我推荐了一种每天只需要注射两次的胰岛素制剂，好像叫预混胰岛素。处方也开好了，但是我没有去取药，因为我实在不想打胰岛素。我当天晚上给儿子打了电话，他也拿不定主意，就建议我来找您。我以前多次跟他提起过您，虽然只来您这里看过两次病，但您留给我的印象非常深刻。他这么一说，还真是提醒我了，我马上查询您的出诊时间，提前三天就把号挂好了。今天就是我儿子把我送过来的，他因为还有别的事情就先走了。"老人解释着。

我看得出来，老人在讲述的过程中显得有些焦虑。

"您最近一个月的血糖同以前相比，确实升高了许多，我看空腹血糖和餐后血糖都有所升高，空腹血糖值多在 7mmol/L 至 10mmol/L

之间，餐后 2 小时血糖值多在 9mmol/L 至 14mmol/L 之间。其实，这个血糖水平对于您这个年龄的患者来说，并没有达到令人恐慌的地步，所以您不必过于紧张。"我想缓解一下老人的紧张情绪。

"此前我的血糖都维持在正常范围的！现在这么高了，您说我能不紧张吗？上周那位医生还坚持让我打胰岛素，我就更蒙了，是不是我的病情非常严重了？郭主任，我今天来找您的目的主要是想问您，我可以不打胰岛素吗？您能帮我想想别的办法吗？"老人急切地说道。

"老人家，您先别着急啊！我跟您解释一下，上周那位医生的考虑是有道理的，老年人随着年龄的增加，肝、肾功能确实会逐渐下降，所以在选择治疗方案的时候，必须首先考虑安全性的问题。那位医生的考虑非常现实，也是非常合理的，他给您制定的治疗方案也是符合您的病情的。医生肯定是为您着想的，这一点是没有任何问题的！"我向老人耐心地解释着。

"您是说我确实必须要打胰岛素吗？真的没有别的选择了吗？"老人的表情有些绝望，让我看了有些不忍。

"其实，也未必啊！"我笑了笑。

"您是说还有其他选择吗？"老人似乎从我的回答里看到了一丝希望，急切地问道。

"当然！"我肯定地回答，"我们在制定治疗方案时最重要的是要从您的病情出发，但是也要充分考虑您的意见啊！您是患者，您对治疗的态度和依从性对于治疗方案的实施和效果可是至关重要的啊！您的血糖记录我认真地看了，根据我的经验，我感觉给您选择口服药治疗也是可行的。咱们可以先尝试一段时间的口服药治疗，如果效果不理想，再考虑胰岛素治疗，您看行吗？"

"当然可以了，如果口服药不行，再用胰岛素，那我也没有什么可说的了！郭主任，太谢谢您了！"看得出来，老人有些兴奋。

"根据您的具体情况，我考虑先给您用一段时间的阿卡波糖，咱们就先用这一种药物，这种药的安全性非常好，不会导致低血糖，服用也非常方便，比较适合老年人使用。您把药取回去，今天就开始服用，注意监测血糖的变化情况，记录好，两周后您再来门诊找我。"我叮嘱道。

我开好处方，仔细告诉老人具体的服用方法。老人拿了处方，高高兴兴地离开了。

两周后，老人如约而至。从老人走进诊室时轻松愉快的表情就不难判断，他一定会给我带来不错的消息。

果然，老人的血糖记录本上的数据证实了我的判断，在过去的两周内，老人的血糖改善非常显著，尤其是近三天的血糖，已经基本上达到了我为老人设定的预期目标，也就是空腹血糖值小于7mmol/L，餐后 2 小时血糖值小于 10mmol/L 的目标值。经询问，也没有腹胀、腹痛等胃肠不适的症状。结果表明，我们共同选择并付诸实施的治疗方案确实是可行的。

老人非常开心，说了许多感谢的话，还转达了他儿子对我的问候。

我对老人说，看到他的血糖在这么短的时间内恢复正常，单凭这一点，就已经足够令我感到欣慰了。最该感谢的，其实是他自己，因为这些目标的实现，主要是因为他自己的努力，而我只是起到了辅助的作用而已。

确实如此，在糖尿病的治疗中，患者本身绝对是主体，是决定临床结局的最关键因素，因为离开患者的密切配合，再合理的方案，再合适的药物，都很难产生积极的效果。

# 能抓住耗子的就是好猫吗？

能够抓住耗子的就是好猫吗？我感到有些困惑。我觉得高血糖不是耗子，降糖药物也不是猫，糖尿病的血糖管理也似乎没有猫抓耗子这么简单。我一直认为，糖尿病的血糖管理不仅是科学，更是一门艺术，既要有章可循，亦应有据可依。既要有效，更应安全。既要考虑血糖达标，更应关注临床结局。不择手段地降糖可能会有一时的效果，但长期的结果必定是顾此失彼，南辕北辙。

这可真是一个奇特的患者。

我说他奇特，主要是因为他的外表确实有异于常人。这是个中年人，个子不高，却很肥硕，当他走进诊室的时候，我可以明显地感觉到他全身的肉都在随着他的步伐有节奏地颤动。

等他坐下来以后，我好奇地问了一句："您可是有点超重啊！您一直都这么胖吗？"

他叹了口气，苦笑了一下说："确实啊！我以前也胖，只是没有这么胖，真是愁人啊！"

"您应该想办法把体重控制一下！"我善意地建议说。

"这个我也知道，难啊！"他摇了摇头，接着说，"郭主任，我是糖尿病患者，我这是第一次挂您的号，其实我也没有什么事，就是来开点药。"

"哦，要单是开药的话，您挂个普通号不就完了，还能节省点挂号费呢！"我笑着说。

他一听我这么说，也笑了："确实是这样的，不过我挂您的号也是想顺便看看您，我经常听别的患者谈起您，也就一直想找机会见识一下，我今天来开药原本是想挂普通号的，可在挂号的时候发现正好您今天出诊，我就临时改主意了。"

他顺手拿出一本病历递到我的手上，接着说："我现在就用这两种胰岛素，您就照着上次的处方开药就可以了。"

我接过病历，仔细地看了看他目前的治疗方案，然后有些诧异地对他说："您现在这种胰岛素的用法好像比较奇特啊！每天打四针，三餐前注射预混胰岛素诺和灵 50R，睡觉前还要注射一次诺和灵 N，您确定是这样的用法吗？"

"是啊，就是这么用的，有什么问题吗？"他有些诧异地问道。

"这种用法有点超乎我的理解啊！您被诊断为糖尿病几年了？您是什么时候开始接受胰岛素治疗的？一开始就打四针吗？"我好奇地问道。

"我被诊断为糖尿病已经有五年多了，确诊后就开始吃口服药治疗了，前几年血糖控制得还不错，可是从去年开始血糖就不太稳定了。我就去医院调整治疗方案，那天正好是 S 医生出诊，听了我的情况，S 医生就建议我用胰岛素治疗，我想了想也就答应了。S 医生把我的口服药都停掉了，然后就开始打胰岛素。S 医生给我用的是预混胰岛素，就是那个诺和灵 50R，S 医生说这个比较适合我，开始是每天早晚餐前两次注射，但是午餐后的血糖一直不太理想，S 医生就让我在午餐前再打一针，就变成了诺和灵 50R 每天早中晚餐前三次注射，打三针以后，白天血糖控制得还可以，可是空腹血糖一直不太好，S 医生就让我在睡觉前再打一针中效的基础胰岛素，就是那个诺和灵 N。这样，就变成一天四次注射了，胰岛素的量也是越打越多，现在每天都要打 100 多个单位的胰岛素。说实话，我是真的不想打四针，我在一家外企上班，工作比较繁忙，还经常出差，应酬也比较多，生活也不是很规律，打四针真是太不方便了！可是 S 医生说我这种情况，只能打四针，否则，血糖就无法达标。所以，我也是没有办法，只能坚持了。"患者无奈地说。

"可是您的这种治疗方案确实是比较独特的，一般情况下我们是很少这样用的，这一点您知道吗？"我委婉地问道。

"我知道一点，刚开始别人也同我提过，我也问过 S 医生，S 医生让我别听他们瞎说，还说那些所谓的医生好多都是不太会看病的，糖尿病降血糖要讲究灵活机动，不管你用什么方案，只要是能够把血糖降下来，那就是好的方案。也就是说，不管黑猫白猫，只要能够抓住耗子的那就是好猫！我同 S 医生说我还曾经咨询过一位非常有名的教授，他也认为这种用法不是很合理，S 医生听了很不屑地说我提到的那位医生根本就不是研究糖尿病的，他哪里懂糖尿病啊，让我别听他胡扯！我一想可能还是 S 医生水平高啊！就不再问了。"患者解释道。

好奇怪的理念！能够抓住耗子的就是好猫吗？我感到有些困惑。我觉得高血糖不是耗子，降糖药物也不是猫，糖尿病的血糖管理也似乎没有猫抓耗子这么简单。我一直认为，糖尿病的血糖管理不仅是科学，更是一门艺术，既要有章可循，亦应有据可依。既要有效，更应安全。既要考虑血糖达标，更应关注临床结局。不择手段地降糖可能会有一时的效果，但长期的结果必定是顾此失彼，南辕北辙。

我迟疑了一下，接着问道："那您的血糖目前控制得怎么样呢？"

"血糖控制得还可以吧。空腹血糖值基本上在 8mmol/L 左右，餐后 2 小时血糖值基本上在 10mmol/L 左右。医生说我这么胖的人，能控制到这个水平就相当不错了。"患者笑了笑。看来，患者对他的血糖水平还算是满意的。

"那您发生过低血糖吗？"这个是我比较关心的问题。

"偶尔还是有吧，开始多一点，后来就少一些了。"患者机械地回答。

"怎么后来少一些了呢？"我追问道。

"因为低血糖确实比较难受啊，我为了防止低血糖就经常加餐，上午 9~10 点，下午 3~4 点都是要吃东西的，还有睡觉前，也是必须吃东西的，否则我是不敢睡觉的。我外出时，包里也一定要带着吃的，以防万一啊！您看我现在这么胖，就是这么吃出来的。我这一年体重可是长了 20 多斤啊！"患者苦笑了一下。

"这些情况您同 S 医生说过吗？"我感觉有些怪怪的。

"说过的，但是我感觉 S 医生并没有太在意，我怕说多了医生烦，就不怎么说了。有一次我没有忍住，又说了一次，问医生能不能调整一下方案，S 医生马上就不高兴了，他说这个方案挺适合我的，血糖不是还控制得不错吗？再说了，打胰岛素哪有不发生低血糖的？他帮我调整了胰岛素的剂量，可情况并没有太大的变化。我自己看血糖情况还可以，心里想，还是就这样吧！"患者解释道。

"哦，原来是这样。那您为什么这次没有找 S 医生呢？"我问道。

"我打电话问过，他最近不在，听说是给某个领导的岳母会诊去了。我就就近来这里了，您帮我把这两种胰岛素开了就行了。"患者回答说。

"我觉得您还是等 S 医生亲自给您开比较合适，因为您目前的这种治疗方案确实不太符合我的治疗理念，所以我是不能同时给您开这两种胰岛素的，这一点还请您理解和谅解。"我迟疑了一下，接着说道，"其实我还有个建议，我觉得您今天先别忙着开药。您可以再去一家比较大的有名的医院，就您目前的这个方案咨询一下，糖尿病的治疗对您来说毕竟是同健康和生活都密切相关的一件大事，我觉得还是慎重一些为好。您看可以吗？"我委婉地建议道。

患者犹豫了几分钟，就离开了。看得出来，患者感觉有些失落。

一周后，患者再次来到了我的门诊。患者说，他按照我的建议去了二环内的一家非常有名的医院，也挂了专家号，询问了该专家对其目前胰岛素治疗方案的看法，他遵照我的建议没有提及是哪个医院的哪位医生给他制定的该方案。他说那位专家和我的反应是一致的，认为这是一个非常奇怪的而且似乎不太常用的方案，积极建议他及时更换治疗方案。

患者最后说："我也同他说了您的看法，那位专家好像跟您很熟悉，他对您的印象非常不错啊！他听说我找过您，而且又住得离咱们医院比较近，就建议我还是来找您帮我调整治疗方案，所以，我今天就又过来了。"

"您确定要调整方案了？不去找那位 S 医生了？"我小心地问道。

"我已经拿定主意了。我相信您，您就给我调整吧。"患者肯定地回答。

我仔细分析了患者的血糖记录情况和其他相应的检查结果，并详细地询问了患者比较容易发生低血糖的几个时段、患者的加餐情况等，然后问道："您目前手里的这两种胰岛素还有多少？还能打多久？"

患者想了想说："都在笔里了，外面没有了，还能打一周吧。"

"那您就还是先依照目前的治疗方案继续治疗一周，先把目前的胰岛素用完，浪费了就太可惜了。明后天早上抽空来医院抽血检查一下糖化血红蛋白、血生化及胰岛功能等，一周后再来就诊。"

一周后，患者如期而至，他手里原有的胰岛素已经打完了，我看了患者的检查结果，感觉患者的胰岛功能还是不错的，血糖的控制情况总体来说还算可以，但是在上周就诊后的一周之内又发生了两次低血糖，且都伴有明显的低血糖症状，分别发生在晚餐前和睡前，当时测的血糖值都是 3mmol/L 左右。患者再次感到有些恐慌，希望调整治疗的愿望非常迫切。

"郭主任，您看，您能帮我调整一个简单一些的方案吗？以前的方案真的是太不方便了！"患者急切地说。

"好的，根据您目前的情况，我们可以尝试一下，我在考虑先给您简化为每天只打一针的方案。"我平静地说。

"您是说只打一针胰岛素？真的是这样吗？这样能行吗？"患者听了以后大吃一惊。

"您不是也希望治疗方案能尽可能简单一点吗？所以，咱们就尝试一下简单的方案，如果这个方案效果不错，咱们就继续，这样您不就解放了吗？如果效果不佳，我们再来进行进一步的调整。这个要根据治疗的情况来确定。"我解释道。

"太好了！郭主任，我一定全力配合您！"患者看起来有些兴奋。

我经过权衡，把患者目前应用的预混胰岛素 50R 和中效胰岛素都停掉了，改用一种长效胰岛素类似物——甘精胰岛素。我建议患者从 20 个单位起始，每天睡前注射。给他加用了两种口服降糖药物，格列美脲和二甲双胍缓释片，其中格列美脲 2 毫克早餐前服用，二甲双胍缓释片 1500 毫克晚餐前服用。我把调整胰岛素的工作交给了患者自己，让他每天监测空腹血糖值，我告诉患者，只要空腹血糖值大于 7mmol/L，就加 2 个单位的甘精胰岛素，可以每 4 ~ 5 天调整一次剂量。有问题可以来门诊找我。最后，我向患者强调，调整了治疗方案之后，就不用像以前那样每天胆战心惊地担心低血糖的问题了。加餐就可以去掉了，每顿的正餐也要适当地减量，要增加运动量，争取把体重降下来一些。

患者满口答应，说一定按照我说的去做，绝对不打折扣。从每天打四针减为一针，患者是相当的高兴啊！

一个多月后，患者又来了，看见他进门时兴奋的样子，我就感觉情况一定不错。

事实也确实如此。

患者按照我的建议，调整了饮食和运动的习惯，根据空腹血糖情况逐渐增加睡前甘精胰岛素的剂量，一周前剂量增加到了 28 个单位，血糖记录的情况显示，居然全天血糖都显著地改善了，空腹血糖值降到了 7mmol/L 以下，餐后血糖值也基本上都在 10mmol/L 以下了。患者感觉这一切太神奇了，胰岛素从打四针改为只打一针，全天的剂量比以前少了将近 100 个单位，但是血糖居然还比以前更好了，而且最重要的是，没有发生低血糖。

患者高兴的心情无以言表，患者说："郭主任，刚刚调整治疗方案的时候我真的是将信将疑，心里没底啊，我真的没有想到我的血糖还能控制到这样的水平，我真的是太开心了。其实，最让我高兴的是我现在感觉整个人都精神多了，更有活力了。以前打四针的时候可不是这样，那时候我总是觉得昏昏沉沉的，记忆力也越来越差，反应也慢了，人也变得越来越消极，现在可好了，我真是有一种焕然一新的感觉，真的是太感谢您了。"

我笑了笑："其实您最该感谢的是您自己，如果没有您自己的努力，这一切是不可能发生的，我只是在这个过程中起到了一点推波助澜的作用而已。"

患者反复表示想请我出去坐坐，吃顿大餐以表谢意，我婉言谢绝了。

一周后，患者带着一位邻居来到了我的诊室，他的邻居也是糖尿病患者，有 30 余年的病史，每天打四针胰岛素，听了患者的叙说，我拒绝了为其减为一针，我告诉那位邻居，糖尿病的治疗是因人而异的。他们两位的情况有很大的不同，对他来说，打四针是最好的选择。邻居有些失望，但表示理解。

　　半年后的一次复诊，患者告诉我，每天睡前的甘精胰岛素剂量已经减到了 20 个单位，血糖依然控制得比较理想，空腹血糖值基本上在 6mmol/L 以下，餐后 2 小时血糖值大多在 8mmol/L 以下，没有低血糖发生，最近的一次糖化血红蛋白检查结果是 6.2%，最让患者开心的是体重下降了八千克，整体颜值也有所回升啊。

# 我的治疗方案合理吗？

糖尿病的治疗就是应该以患者为中心！糖尿病患者是理所应当参与决策的，患者对治疗的意见和要求也是非常重要的，是我们制定治疗方案时必须要考虑的因素。糖尿病的治疗也必须遵循以人为本的理念，既要考虑治疗的安全性和有效性，也一定要考虑到患者对治疗的依从性，务必要兼顾到患者的工作和生活，尽可能不影响患者工作和生活的自由度，不降低患者的生活质量。我认为这样的治疗才是以患者为中心的治疗，这样的治疗才是有温度的治疗。

李老师是一位就职于某著名中学的数学老师，两年前在单位组织的例行体检中被诊断为糖尿病，不久即来我院就诊，我至今还依稀记得我们第一次见面时的情形。

那是一个初夏的下午，李老师是当日下午来我门诊就诊的第一位患者。陪同她一起进入诊室的是我院的一位老护士，这位老护士姓王，与我同事多年，彼此都非常熟悉。王护士前一天给我打过电话，说第二天要带一位非常重要的患者来找我，务请我给予特殊关照。我问是什么重要患者，王护士说是她上高中的女儿的班主任兼数学老师，我一听，立即表示理解。

她们两位一进诊室，王护士就抢先打招呼并介绍我和李老师两人彼此认识，我示意请李老师坐下，然后笑着说："听说您今天要过来，只是没有想到您来得这么早。"

王护士赶紧抢着回答说："李老师特别忙啊，她今天是抽空过来的，她下午三点半还有课呢，所以我就提前帮她挂了最早的号！"

我一听就明白了："哦，怪不得呢，李老师，你们这些教高中班的老师真的是非常辛苦啊！"

"是啊，不过我们已经习惯了。这次来给您添麻烦了！"李老师笑了笑，拿出一个非常精致的笔记本放在我的面前，"这是我的血糖记录本，里面有我最近这段时间的血糖检查结果，从那次体检直到今天早晨的，都在这里了。王护士已经向我介绍过您了，我相信您。您就根据您的经验给我制定一个治疗方案吧。"

"好的，请问您对治疗方案有什么特殊的要求吗？"我询问道。

"没有什么特殊要求，我只是希望这个治疗方案能简单一些，您也知道我们这些毕业班的老师，承受的压力相当大，工作确实非常繁忙，生活也没有什么规律性可言。所以您的治疗方案简单一点，我的工作也就能更顺畅一些。还有，我目前不太希望我的同事和学生们知道我得病的事，拜托了。"李老师诚恳地说。

听了李老师的话，我有些感动。我一直认为教师是一个非常伟大的职业，教师的辛勤与付出是许多常人所无法体会的。

我根据李老师的血糖情况，经过权衡，为其选择了一种每天只需服用一次的降糖药物——格列美脲，建议其从 2 毫克开始服用，并叮嘱其注意监测血糖变化。我还向其简明地介绍了在控制饮食和加强运动方面的一些基本原则和注意事项，还送了她一本比较简单的关于糖尿病防治方面的科普书。李老师表示，回去后一定会严格按照医嘱进行治疗。

通过反馈，我得知治疗的过程和结果都非常令人满意，据说服药两周后，李老师的血糖就基本达标了，李老师非常开心，让王护士转达了她诚挚的谢意。

李老师由于工作比较繁忙，并不经常来医院，只是有问题需要当面咨询时才会过来，而且每次都是来去匆匆。

当年年底的一个下午，李老师行色匆匆地来到了诊室，从她一进门时的表情，我就看出她是有心事的。果然，李老师一坐下就向我讲述了她的疑惑："郭主任，我这次来是想向您咨询一个问题。因为时间有限，我就直说了。我的一位非常要好的同事，我们年级的生物老师，她也是糖尿病患者，而且我们是一同诊断出糖尿病的。她昨天问我为什么不见我吃降糖药物，我就告诉她，我服用的是每天只需要在早餐前服用一次的药物，白天上班时就不再需要服用药物了。她问我是什么药物，我就告诉她是格列美脲。她就直接告诉我，我的治疗方案可能有问题！我问她为什么，并问她服的什么药。

她说，她服的是二甲双胍。她说她当时问过经治医生，为什么给她用这么古老的一种药物，因为她的父亲也是糖尿病患者，也曾经服用过这种药。经治医生解释说，二甲双胍目前是'指南'所推荐的所有新诊断糖尿病患者的首选用药，而且'指南'还建议，如果没有禁忌证的话，二甲双胍是应该一直保留在治疗方案里的。那位医生说，所有新诊断的糖尿病患者都应该用二甲双胍，只要是没用，那就是没有遵循'指南'，就是错误的！郭主任，这个问题您怎么看？"

"哦，原来如此啊。您的同事所说的关于某些临床指南建议首选二甲双胍的情况确实存在。但我认为对这个问题不能一概而论。二甲双胍是一种老药，也是一种好药，安全有效，而且价格也非常便宜，是治疗糖尿病的一线药物。但并不是所有人都适合首选二甲双胍，就拿您来说吧，我记得王护士同我说过，您的胃不好，她带您看过消化科，我也问过您这个问题，您说是慢性胃病，很多年了，治疗的效果一直不太理想，而且好像您每年都要进行胃镜检查。"我回答道。

"是啊，那可是困扰我多年的老毛病了！所以，我吃东西一直都特别注意。"李老师回答说。

"我之所以没有给您用二甲双胍，主要是出于这个原因考虑。二甲双胍的不良反应主要在胃肠道，有一小部分患者在服用了二甲双胍后会出现腹泻、腹胀、腹痛、腹部不适、恶心、呕吐、食欲不振等消化道反应。所以对您这样有胃肠道疾病的人是要谨慎应用的。"我解释道。

"您这么一说我就明白了。那我再问一个问题,您给我选格列美脲又是基于什么考虑呢?"李老师问道。

"这个问题比较简单,这是因为格列美脲降糖疗效显著,见效快,这个您是有所体会的,而且安全性比较好,不良反应比较少。这个您也应该有所体会。还有一点,一天服用一次,非常简单,这也非常符合您提出的治疗方案要尽可能简单的要求吧!"

"确实如此啊,我记得我服药两周后血糖就达标了,而且至今也没有感觉有什么不良反应。其实您这个方案最让我感到满意的就是简便,一天只服一次药,在家就把药服了,根本不用带药上班,对我的工作没有任何影响,还有利于保密。而且对我的生活质量也几乎没有任何明显的影响。总之,我是很满意的。"李老师高兴地说。

"您满意就好。其实,我一直认为,糖尿病的治疗就是应该以患者为中心!糖尿病患者是理所应当参与决策的,患者对治疗的意见和要求也是非常重要的,是我们制定治疗方案时必须考虑的因素。糖尿病的治疗也必须要遵循以人为本的理念,既要考虑治疗的安全性和有效性,也一定要考虑到患者对治疗的依从性,务必要兼顾到患者的工作和生活,尽可能不影响患者工作和生活的自由度,不降低患者的生活质量。我认为这样的治疗才是以患者为中心的治疗,这样的治疗才是有温度的治疗。"我顺便讲述了自己对糖尿病治疗的看法。

"您说得太好了，其实我对您的治疗方案是非常满意的。只是我的同事一拿'指南'说事就让我感到有些困惑和不解，说实话，来找您之前我也考虑了这个问题，我想，要是所有的糖尿病患者一上来不分青红皂白男女老幼高矮胖瘦，都直接给服用二甲双胍，那不是太教条了吗？那样还要医院干吗？得了糖尿病直接奔药店买二甲双胍不就完了！这不成了完全以药物为中心了吗？二甲双胍真的就能成为所有糖尿病患者的唯一首选吗？这个有依据吗？依据充分吗？过去中医还讲究辨证论治呢，西医讲究科学，更应该考虑患者的个体差异，量体裁衣呀，怎么就弄成削足适履了呢？"李老师也和盘托出了她自己的疑惑。

我告诉李老师她的这些疑问都是合情合理的，其实有一部分医生也对这个问题持不同的见解，但是关于"指南"的这个问题比较复杂，不从事这个专业的人是很难透彻理解的。如果以后有机会，我们还可以再做进一步的探讨。

李老师后来也来过几次门诊，但每次都是匆匆忙忙的，加之门诊患者较多，因而也没有深谈。

一转眼，两年多的时间过去了，李老师的血糖一直都控制得非常不错，她的治疗方案也一直没有调整，依然是每日一次，每次一片2毫克的格列美脲。李老师也一如既往地繁忙。还有一个好消息，王护士的女儿已经于一年前考上了北京某著名大学的法律系，我们都为她们到高兴。

# 调整饮食习惯，可以慢慢来

我转向李先生说："这个也请您向您的父亲解释一下，转达一下我的意见。老太太几十年的饮食习惯哪是一天两天就能强行改变的，要改也要有个过程。控制饮食说起来容易，可要真正实行起来那可是非常不容易的。控制饮食也是要因人而异的，像您母亲这种情况，稍微调整一下就可以了，没有必要大动干戈，毕竟是80多岁的人了。"

李老太太走进诊室的时候，确实是让我吃了一惊。看着她那高大的身材，健硕的身躯，我不由得暗自赞叹："好帅气的老太太啊！"

紧跟在李老太太身后的，是一位风度翩翩的中年男性，举止儒雅，气度不凡。我后来得知，这位随从是李老太太的儿子，也姓李，是一家大型企业的高管。

两人落座以后，李先生先开了口："郭主任，我今天是带着我的母亲来看病的，我们可是慕名而来啊！给您添麻烦了！"

"您千万别客气！您母亲是什么情况？"我询问道。

"您先看我母亲多大年纪了？"李先生笑着问道。

我看了看老太太，又看了看李先生："从外表上看，老太太也就是60多岁的样子，但是你们进门之前我已经在电脑的门诊信息上看到老太太的年龄了，没有想到老太太已经80多岁了！还这么神采奕奕的，真是个神奇的老太太！"我由衷地赞叹道。

李先生叹了口气："没有想到，我妈妈这么好的身子骨，居然也得了糖尿病！"

接着，李先生简要地讲述了事件的经过。

根据李先生的描述，老太太是在两个月前的一次体检中发现血糖升高的，当时的空腹血糖值好像是8mmol/L多，经在其居住区附近的一家三甲医院复查血糖后被诊断为2型糖尿病。李先生至今清楚地记得复查血糖的结果：空腹血糖值为7.8mmol/L，餐后2小时血糖值为12.3mmol/L，糖化血红蛋白值为7.5%。结果出来后，李先生为其母亲挂了专家号，接诊的专家看了化验单后，告之糖尿病的诊断已经明确，嘱咐老太太务必严格控制饮食和加强运动，力争在12个月内把体重减少十千克，并为老太太开了二甲双胍，500毫克，每日服用三次。医生还叮嘱老太太一定要密切监测血糖的变化。

听到这里，我笑了笑："医生的意见都很好啊！那结果如何呢？"

这时，老太太抢先说话了："结果惨不忍睹啊！自从吃了二甲双胍，我可就遭了灾了，当天就开始拉肚子，每天二三十次啊，我感觉每天大部分时间都是在卫生间度过的，我努力坚持了一周，情况未见任何好转，我实在是无法忍受了，就坚决把二甲双胍停掉了。"

"然后呢？停用二甲双胍后改用其他药了吗？"我好奇地问道。

老太太回答说："家里人建议我赶紧去医院找医生咨询，看改为什么药物合适。但我没有答应，我想，我先试试不用药是否可以。我被诊断为糖尿病以后，也看了一些资料，知道控制饮食和加强运动是治疗糖尿病的基础措施，也具有降低血糖的作用。医生不是还建议我严格控制饮食和加强运动嘛，我就试试看吧。结果，事实证明，我是无法做到的。我第一次去看病时，老伴也跟去了，医生讲的饮食控制的细节他都记住了，回来后就天天看着我，一到吃饭的时候就自始至终地盯着我的碗。他负责盛饭，每顿饭只给我一两左右的主食，他记得医生说我这样80多岁的老同志每顿饭有一两主食也就够了，坚决不让我多吃，肉也严格限制了。为了吃饭的事，我们俩几乎每天都要吵架。您看我这身材，一米八的大个子，一百五十多斤的体重，一顿一两饭，简直是开玩笑啊！我年轻时，每顿都是吃三碗米饭的，70多岁以后才减为每顿两碗米饭，现在一下子减为每顿半碗，那不是要我的命吗？我吵不过老头子，只能按照他给我的定量，我想偷偷地在家里吃点零食什么的，可老头子看得很严，所以很难得逞。我不吃呢，又饿得不行，就只能以出去锻炼为借口，在外面弄点吃的，可这也不是长久之计啊。我感觉我的生活质量真是一落千丈啊！郭主任，我一点都没有夸张，这可真是愁死我了！"

我听了老太太的讲述，心中有些同情。我对老太太说："您别犯愁了，您下次来医院的时候，也请您的老伴一起过来，我帮您做做他的思想工作。控制饮食也不能搞一刀切啊，要因人而异，更要循序渐进，不能简单粗暴。几十年的饮食习惯也不是一朝一夕就能够改变的，这个要慢慢来。"

老太太听了我的话，感到很高兴："我家那个老头子可是真倔啊，我今天本来是让他一起来的，可是他还在生我的气呢，坚决不来。他要是今天过来就好了，也让他听听您的意见。"

我转向李先生说："也请您向您的父亲解释一下，转达一下我的意见。老太太几十年的饮食习惯哪是一天两天就能强行改变的，要改也要有个过程。控制饮食说起来容易，可要真正实行起来是非常不容易的。控制饮食也是要因人而异的，像您母亲这种情况，稍微调整一下就可以了，没有必要大动干戈，毕竟是80多岁的人了。老太太的血糖原本也不是很高，我想，咱们退一步讲，即使不控制饮食，保持以前的饮食习惯，也是可以接受的。咱们可以想点别的办法。疾病要控制，生活质量也要努力保证啊！"

李先生听了也很高兴："郭主任，您的意见太好了。本来我还非常为难呢，一方面吧，我觉得应该站在我父亲一边，为了母亲的健康应该严格控制她的饮食，可另一方面，我又觉得母亲确实是挺可怜的，心里也非常不忍。今天听您这么一说，我心里就有底了。我回去后会向我父亲解释的。那您看我们下一步该怎么办呢？"

我把手里的血糖记录本展示给李先生，接着说："您看您母亲最近这两周的血糖记录，空腹血糖值基本上都在 7mmol/L 左右，主要是餐后血糖值略微高一些，这里记录的餐后 2 小时血糖值也基本上在 10mmol/L 至 13mmol/L 之间。所以您母亲的血糖特点是以餐后血糖升高为主。根据您母亲的具体情况，我认为能把血糖控制在空腹血糖值小于 7mmol/L，餐后 2 小时血糖值小于 10mmol/L 就非常不错了，退一步讲，如果能控制到空腹血糖值小于 7.8mmol/L，餐后 2 小时血糖值小于 11.1mmol/L，也是可以接受的。所以，根据老太太的血糖特点，我觉得她可以每顿餐前服用一片阿卡波糖，这样就基本上可以解决问题了。阿卡波糖是以降餐后血糖为主的，空腹血糖也能有所降低，最关键的是这种药物的安全性非常好，非常适合您母亲这样的老年人服用。"

"好的，我们就用这种药吧！"李先生高兴地说。

"还有一点，我觉得应该提醒您，有些患者用了这种药以后，可能会出现一些胃肠道的不良反应，比如腹胀、腹泻等。鉴于老太太对于二甲双胍反应很大，我建议老太太先从每餐前半片开始服用，先试一周左右，如果能够耐受，再逐渐增加到每餐一片。能记住吗？"考虑到老太太服用二甲双胍的经历，我觉得还是谨慎一些为好。

"没有问题的，我能记住。"老太太赶紧回答。

李先生陪着李老太太高高兴兴地回去了。

一个月后，李老太太又来了，这次同来的是李老太太的老伴——李老爷子，同样的高大魁梧，气宇轩昂。

从他们一进门的样子，我就感觉出这两位的心情不错。果然，根据老太太的叙述，我得知老太太按照我建议的办法服用阿卡波糖后，没有出现任何胃肠道的不适，血糖也控制得非常不错，基本上实现了空腹血糖值小于 7mmol/L，餐后 2 小时血糖值小于 10mmol/L 的目标。李老爷子表示，其实他也不想把老太太的饮食控制得那么严格，因为他自己也同样受罪，毕竟两人在一起吃饭，他也不想天天吃那么素的食物，老爷子也是非常喜欢吃肉的。他表示接受我的逐步调整饮食习惯的建议，但是，老爷子也有点担心，那就是医生建议的一年内减少体重十千克的目标恐怕难以实现了。我安慰老爷子说，难以实现就难以实现吧，因为我感觉老太太减肥的必要性也并不大。降低体重的获益也是因人而异的，并非所有的体重下降都能使患者获益。80 多岁的老太太不减也罢！老两口听了，如释重负。

半年后的一次就诊时，老太太告诉我，她现在已经把每顿饭的饭量从两碗米饭减为一碗了，而且不加餐也不觉得饿了，她估计自己已经适应新的饭量了。

一转眼，两年的时间过去了，老太太的血糖一直都控制得非常不错，治疗方案也就没有再做调整。

# 出乎意料的改变

"怎么样,郭主任,您看,我能少打两针吗?"王女士急切地问道。"当然可以啊,而且可以不只是少打两针。我个人的意见是,以您目前的情况,可以完全停掉胰岛素,只接受口服降糖药物治疗。"我肯定地回答说。

我第一次见到王女士,是在两年前的一个秋天的下午。那天的患者似乎并不是很多,我记得她是在我门诊快要结束的时候来到诊室的。她进门的时候表情凝重,一副心事重重的样子。这使得她那原本还很年轻的脸上笼罩了一层岁月的沧桑。

"您好,请坐!"我热情地招呼道。

王女士向我点了点头,算作回应,然后坐下,把手中的病历放在我的面前,迟疑了片刻,然后开口说道:"郭主任,没有想到您这么年轻啊!我还以为是位老专家呢。"

"看来跟您想象的有些差距啊,其实我已经不年轻了,可以算得上是资深老军医了。"我笑了笑,想努力缓和一下气氛。

王女士摇了摇头："您真的不像资深老军医，也许是因为您长得年轻吧。不过这些并不重要，我是被我的几位朋友极力推荐过来的，我想，既然他们那么推崇您，您一定是一位比较值得信赖的医生。"王女士停顿了一下，接着说，"我这次专程过来，是想请您帮个忙的。"

"谢谢您对我的信赖，您别客气，这原本就是我们医生的职责，无所谓帮不帮忙的。您有什么问题？"我笑着询问道。

"郭主任，您真是很平易近人，这一点确实是出乎我的意料了。我以前接触到的专家大多是不苟言笑的，一副居高临下的样子。所以，每次到医院看病我都很紧张。我今天进诊室之前也很紧张，但我现在已经不紧张了。这种感觉真的很难得。"看得出来，王女士的表情与刚进诊室时相比，明显已经放松多了。

"哦，这主要是因为性格的差异吧，我这个人比较随和，所以，在与患者的沟通方面，会更加融洽一些。"我笑着回答说。

"像您这么随和的大夫好像不多啊！郭主任，所以我才觉得很难得。我还是赶紧说我自己的事吧。我是在去年的这个时候被诊断为糖尿病的，当时的空腹血糖和餐后血糖都比较高，尿里面还有酮体，好像胰岛功能检查的结果也很不好，经治医生给我的诊断是1型糖尿病，收治住院后，直接就给我上了一天注射四次胰岛素的治疗方案，就是三餐前注射短效胰岛素，睡觉前注射长效胰岛素的那个经典的胰岛素强化治疗方案。我在医院里住了将近两周，出院时血糖已经控制得不错，空腹血糖值多在 7mmol/L 以下，餐后 2 小时血糖值也大多在 10mmol/L 以下，每天的胰岛素注射剂量将近 50 个单位。但在我出院两周后，就开始发生低血糖了，低血糖的发生时间基本上是在午餐前、晚餐前以及睡觉前，有时候夜里也有，空腹血糖也降得比较低了。低血糖的滋味真的很难受，我心里也很害怕，就赶紧去医院就诊，医生根据我的血糖记录帮我减少了胰岛素的使用剂量，可是过一段时间以后，低血糖又来了，我就又去医院调整胰岛素的剂量，后来，时间久了，我也努力学习了很多相关的知识，听了很多讲座，查了很多资料，我现在都会自己调整胰岛素的剂量了。"说到这里，王女士笑了笑。

"您现在还是每天打四针胰岛素吗？目前每天的胰岛素注射剂量是多少？"我问了一句。

"治疗方案一直就没有变过，只是剂量比以前少多了，我现在每天的胰岛素注射剂量只有 16 个单位，三餐前和睡前注射的胰岛素剂量都是四个单位。"王女士回答说。

"除了每天四次胰岛素注射，服用口服降糖药了吗？"

"没有，只有胰岛素。"王女士回答。

"现在还发生低血糖吗？"我追问了一句。

"偶尔还是会的，不过都不是很严重，吃点东西就过去了。我现在已经养成习惯了，不管去哪里，身上是必然要备着食品的。每次出门前都要检查一下零食带了没有，我觉得我都快得强迫症了。"

王女士苦笑了一下。

"想过停用胰岛素吗？"我笑着问了一句。

"不是没有想过，但是医生说我患的是 1 型糖尿病，只能用胰岛素治疗，我也就不想了。我想，这就是我的命吧！"王女士叹了口气，接着说，"说到命，我觉得糖尿病改变了我的命运啊！自从被诊断为 1 型糖尿病，打上每天四针的胰岛素，我就觉得我的人生被彻底颠覆了。我原本是一位非常上进、非常有追求、非常有事业心的人，我在我们单位也是绝对的业务主力，但凡有什么大型的或非常重要的攻关项目，那都是少不了我的。但是自从得了糖尿病以后，我就变得消沉了。做什么事情都非常消极，能躲就躲了。我们单位承接的一些国家级重点项目是需要经常出差的，去实地了解和解决一些问题。以前我经常去，但现在我哪里都不想去，能推掉的都推掉了。领导们知道我的具体情况，也都很理解，也非常照顾我。"

"但是现在难题出现了，领导也很为难，我们承担的西部的一个重要项目出了一些问题，很棘手，去了两拨人都没有搞定，领导认为只能由我出面去尝试一下，因为我对这个项目更熟悉一些。说心里话，我是不太想去的，但是于情于理都很难推脱，于是我就感到很纠结。但我也明白，这次我是必须去的。这次出差要两三周左右，如果不顺利，时间可能会更长一些。据说当地的条件不是很好，出差期间的工作也会非常紧张，所以，我就幻想，能否在出差期间把我的胰岛素治疗方案简化一下呢？此前，我已经有三个多月没有去医院了，都是我爱人帮我去医院取的药。我前两天去找了给我制定治疗方案的那位医生，可医生听了我的想法后明确表示不同意，他说目前的方案是最适合的，如果调整方案可能会对疾病的控制不利，劝我照常治疗。我不死心，就打电话咨询几位糖尿病病友，问他们是否遇到过类似的情况，一问还真有。其中一位就是您的患者，有一次出国期间就请您帮忙给调整了方案，据说效果非常不错，让他轻松地享受了一个开心的假期。他极力推荐我来找您。所以，我就来了。"王女士道出了事情的原委。

"我明白您的意思了，我考虑一下吧。其实，那位医生说得没错，对于 1 型糖尿病患者来说，您现在接受的三短一长的基础和餐时胰岛素方案应该是最适合的。"我笑了笑，然后仔细地翻看王女士的血糖记录。

王女士记录得很详细，也很系统，像实验记录一样，有图表，有曲线，看起来一目了然，很有科学家的风范。我翻看了王女士过去一年的血糖值变化情况，重点看了近三个月，尤其是近两周的血糖值。我发现王女士的血糖控制情况总体来说还是相当不错的，空腹血糖值基本上都在 4mmol/L 至 6mmol/L 之间，餐后 2 小时血糖值也大多在 4mmol/L 至 8mmol/L 之间。近两次糖化血红蛋白值都在 6% 以下。我又详细地询问了一些包括现病史、既往史、家族史在内的一些相关情况，也安排了一些相关的检查。

我开完检查单，抬头看了一眼王女士："我初步感觉您的治疗方案不是不可以调整的。您明天早上空腹过来，我给您安排了一些检查，包括肝肾功能、胰岛功能、糖化血红蛋白等，抽血检查的结果明天下午就能出来，您后天上午再来找我，咱们根据检查的结果最后确定是否对您的治疗方案进行调整。"

王女士听了我的话，很受鼓舞，原先进门时的阴云密布表情现在也明显舒展多了。

一天后，王女士如约而至。检查的结果也很令人欣慰，包括肝肾功能在内的生化检查与血、尿、便三大常规检查结果均在正常水平，糖化血红蛋白检测的结果为 5.7%，胰岛功能的检查结果也非常令人兴奋，各时间点的 C 肽水平均正常，这一点也正如我所预料的一样，患者经过一年的胰岛素强化治疗，胰岛功能已经显著恢复了。我认为，在这种情况下，调整患者现有的治疗方案应该是没有问题的。

"怎么样，郭主任，您看，我能少打两针吗？"王女士急切地问道。

"当然可以啊，而且可以不只是少打两针。我个人的意见是，以您目前的情况，可以完全停掉胰岛素，只接受口服降糖药物治疗。"我肯定地回答说。

王女士听到以后大吃一惊："停掉胰岛素，这太出乎我的意料了！我患的不是 1 型糖尿病吗？怎么可能停掉胰岛素呢？"

"我觉得您患的不一定是1型糖尿病，我看了您去年刚刚诊断时所做的胰岛功能检查的结果，确实是相当不好。但是以此诊断为1型糖尿病，我认为证据是不太充分的。因为您当时的空腹血糖和餐后血糖的水平都很高，由于高糖毒性的影响，胰岛素的分泌会受到显著的抑制，所以，在这种高糖状况下测得的胰岛功能所展示出的可能并非你真实的胰岛功能状况。如果能在将你的血糖控制在正常水平的情况下再进行这一检查的话，结果将更加客观，也更具参考价值。您昨天抽血所查的胰岛功能的结果与去年刚诊断时所查的结果是截然不同的，相比而言，我更相信您昨天的检查结果，而根据这一结果，您的胰岛功能还是相当不错的。所以，我才说您可以尝试停掉胰岛素而改为口服降糖药物治疗。"我尽量简明地解释道。

"哦，我明白了。这个结果真是太让我兴奋了。这是我一年来所听到的最好的消息。太谢谢您了。"看得出来，王女士非常高兴。

我停掉了王女士的每日四针的胰岛素，为其开了两种口服降糖药物——二甲双胍和阿卡波糖，叮嘱其严格按照医嘱服用，继续密切监测血糖的变化情况，有问题可以来门诊找我。

王女士取了药，高高兴兴地回去了。

一周后，王女士又挂了我的号。王女士告诉我，改为口服药一周以来，血糖一如既往的平稳，服药后也没有什么不适的反应，她非常满意，并表示非常感谢。她说她第二天就要出差了，等出差回来后会再来门诊向我汇报血糖的情况。我告诉了她一些在出差期间需要注意的事项，并祝她工作顺利。

一个月后，王女士再次来到门诊，据王女士讲，出差的过程比较顺利，问题已经圆满地解决了，她的领导非常满意。她出差期间一直严格遵医嘱服药，坚持监测血糖并详细记录，从记录的血糖情况来看，她的血糖控制情况也非常不错。我听了以后，也很欣慰。

一转眼，两年多的时间过去了，王女士的血糖情况一直都非常稳定，其间我还根据她的血糖情况为其调整了一次治疗方案，停掉了其中的二甲双胍，所以，近一年多来，她只服用一种口服降糖药物，就是阿卡波糖。

据王女士讲，我为其调整的治疗方案对她的影响非常大，使她从非常消极悲观的状态中解放了出来，使她恢复了活力，对生活重新充满了信心，工作上也更加积极主动了，当然，这一切也使她对糖尿病有了更加深刻的认识。

# 我必须要打胰岛素吗？

我看着谢大叔，迟疑了一下，接着说："根据您的 20 多年病程，您目前的三种较大剂量口服药联合的治疗方案及目前血糖的控制情况进行综合判断，我只能遗憾地说，您更大的可能是属于后者。我也只能遗憾地告诉您，您唯一的愿望可能要落空了！我的意思是，您目前最合理、最正确的选择，就是胰岛素治疗。这是您必须接受的现实！虽然这对您来说有些难以接受。"

"郭主任，我又给您添麻烦来了！"说这话的是谢阿姨，我们医院的一位老护士，曾经在医院工作 30 余年，现已退休。谢阿姨是个热心肠的人，乐于助人，经常亲自陪着来自不同地方找她帮忙看病的亲戚或朋友来医院就诊，我经常能在医院的不同地方看见她忙碌的身影。

我赶紧起身打招呼："别客气，谢阿姨。您这次是陪哪位朋友看病啊？"

"这次可不是一般的朋友了，这次来的是我大哥。"谢阿姨说着把一个高高大大的老人推到了我的面前。

谢阿姨把我介绍给她的大哥后，简单地说了她大哥的基本情况。我从中得知，她的这位大哥原本是在辽宁省沈阳市工作，据说原是一位成绩不错的运动员，退役后做了体育教练，现已退休，退休后随子女迁居大连。谢大叔做教练后没几年就被确诊为糖尿病，算下来已经有20余年的糖尿病病史了，自确诊后一直接受口服降糖药物治疗，血糖也一直控制得还不错，只是在最近一年多的时间里，血糖逐渐变得有些失控了，经多次调整口服降糖药物的治疗方案，效果均不理想。当地医生建议谢大叔打胰岛素，老人坚决不同意。这次专程来北京，也是想听听北京大医院医生的意见。

谢阿姨讲完大哥的病情后强调说："郭主任，我大哥这次来的主要目的就是希望能继续服用口服降糖药物，能不打胰岛素就坚决不打胰岛素，您帮忙给好好想想办法吧！"

谢大叔原本一直没有说话，这时也赶紧插话说："郭主任，您帮帮忙吧，我可是慕名而来啊！您只要不让我打胰岛素，怎么调整治疗方案都可以。"

听了两位老人的话，我笑了笑说："你们的想法我明白了，但是具体选择哪种治疗方案可不能只凭意愿啊，主要还要根据您的病情来确定。"

通过询问，我得知谢大叔目前已经在服用三种口服降糖药物了，其中二甲双胍1000毫克，每日两次；格列美脲4毫克，每日一次；阿卡波糖 100 毫克，每日三次。该三药联合方案已经应用六个月的时间了，但血糖控制得依然不佳，近期的空腹血糖值多在 10mmol/L 至 15mmol/L 之间，餐后血糖值也多在 12mmol/L 至 18mmol/L 之间。一个月前的糖化血红蛋白检测结果是 8.7%。

我又详细询问了谢大叔的饮食与运动情况，据谢大叔讲，他以前是非常喜欢喝酒吃肉的，但是前几年退休以后，应酬就明显减少了，除非遇到一些特殊情况，酒已经基本上不喝了，吃肉也比以前收敛多了，一日三餐也基本上都能够定时定量，规律进食。作为前运动员和体育教练，虽然现已退休，但仍保持规律运动的习惯，每天的户外活动时间基本上都在两个小时以上。

交谈中，谢大叔反复强调了他对治疗方案调整的要求，老人唯一的要求就是"不打胰岛素"，其他的都可以商量。

我有些困惑，就问谢大叔："为什么您这么抵触胰岛素呢？"

谢大叔想了想，回答说："我听说胰岛素这东西，只要打上，就要打一辈子，这太可怕了！医生总是说胰岛素没有成瘾性，可这不叫成瘾叫什么呢？"老人边说边摇头。

我笑了笑，回答说："其实有您这种想法的人不在少数。这是对胰岛素最常见的一种误解。我在这里非常负责任地告诉您，胰岛素是绝对没有成瘾性的。胰岛素治疗的情况也是因人而异的，并不是所有的患者只要打上胰岛素就一辈子都必须打胰岛素。很多患者在疾病早期阶段通过短期强化胰岛素治疗控制好血糖后，转为口服降糖药物治疗。但是您说的那种情况也确实存在。您作为具有 20 余年糖尿病病史的资深患者，一定知道很多糖尿病的相关知识，自然了解胰岛素在血糖调节中的重要意义。对于那些病程较短、胰岛功能相对较好的患者，可以通过口服降糖药物来控制好血糖，但是，对于那些病程较长，自身的胰岛功能已经很差的患者，自身的胰岛 β 细胞已经无法分泌足够的胰岛素来摆平血糖了，在这种情况下，口服降糖药物的效果就要大打折扣，胰岛素也就成为必须的选择，这样的患者确实需要终身治疗，但这与成瘾绝对是不相干的。所以，是不是要打一辈子胰岛素，取决于患者自身的胰岛功能状况。"

"郭主任，那您看我属于哪种情况呢？"谢大叔急切地问道。

我看着谢大叔，迟疑了一下，接着说："根据您的 20 多年病程，您目前的三种较大剂量口服药联合的治疗方案及目前血糖的控制情况进行综合判断，我只能遗憾地说，您更大的可能是属于后者。我也只能遗憾地告诉您，您唯一的愿望可能要落空了！我的意思是，您目前最合理、最正确的选择，就是胰岛素治疗。这是您必须接受的现实！虽然这对您来说有些难以接受。"

谢大叔听了我的话，表情很凝重，沉默了片刻，还有些不甘心地说："就不能再加一种口服药物了吗？为什么不试试四种口服降糖药物联合呢？"

我摇了摇头说："意义不大了，根据您最近这两年所做的胰岛功能检查的结果来看，您自身的胰岛功能已经很差了，您目前服用的这三种口服药联合的方案和剂量已经非常合理了，所以，对您来说，再加一种口服降糖药物的意义已经不大了。您就别再纠结了，还是安心地接受胰岛素治疗吧！"

谢大叔叹了口气，有些沮丧地说："看来我最后的希望破灭了！如此说来大连的大夫的建议也是有道理的。我想我也只能接受现实了。可叹的是，我的余生就要被胰岛素毁了！"

看着谢大叔难过的样子，我赶紧解释道："您千万别这样想，胰岛素不会毁掉您的生活，相反，通过胰岛素治疗把您的血糖控制好，就可以让您尽可能免受或少受并发症的困扰，让您和其他老年人一样享受生活，安度晚年。您想过没有，如果您总是拒绝胰岛素治疗而任凭高血糖一直持续下去，就难免会促进并发症的产生和发展，这个我想您已经有所体会了吧。以您20余年的糖尿病病史，您一定已经见过不少反面教材了吧！"

谢大叔抬头看了我一眼，沉痛地说："其实，这些道理我都懂啊！以前我还安慰过别人呢，只是现在轮到自己了，才发现确实有些难以接受。唉，一想到以后要每天注射四次胰岛素，我就觉得那种生活实在是难以想象！那肯定是一种天翻地覆的变化啊！我的生活还有什么质量可言呢？"

"您把问题看得太严重了，其实，这里面有一个逐渐习惯的过程。您也知道，接受胰岛素治疗的患者可不少啊，您也认识很多打胰岛素的病友吧，您觉得他们生活得一塌糊涂了吗？他们绝大多数人不还是跟其他人一样生活和工作吗？"我停顿了一下，接着说，"再说了，我还没有为您确定胰岛素的治疗方案呢，您怎么就那么肯定是要每天打四针呢？"

"您是没有说，是别的医生告诉我必须要打四针的！所以我才如此纠结啊！"谢大叔解释道。

"哦，是这么回事啊！打四针的方案的确是一种不坏的选择，这是目前最有效的胰岛素强化治疗方案，降糖的效果肯定是最好的，可是，它的缺点也是非常突出的，那就是要多次注射。其实，我倒是觉得您不打四针也可以，根据您的血糖情况，可以先选择每天只注射一次的方案。"我把手里的血糖记录本还给谢大叔。

"只打一针吗？您是说每天只打一针就可以吗？"谢大叔一下子兴奋起来。

"是啊，每天只注射一次基础胰岛素，我估计可以，咱们可以先试试啊！如果只打一针基础胰岛素不行的话，咱们再调整，可以再加一针餐时胰岛素，逐渐增加注射的次数。您看如何？"我笑着问道。

"好啊，如果每天只打一针，我觉得还是可以考虑的。"谢大叔高兴地说，"我开始说我有两个原因不愿意打胰岛素，第一个原因是怕成瘾，第二个原因就是不愿意打针，尤其不愿意每天打四针。如果每天只打一针，我倒是感觉可以尝试一下。"

"好，那咱们就尝试一下。"我肯定地回答。

我为谢大叔开了一种长效基础胰岛素类似物——甘精胰岛素，嘱其每天晚上睡觉前注射一次，每次注射 10 个单位。其余的口服降糖药物暂时不变，仍然同以前一样继续服用，并让其一周后来复诊。

经过几次复诊并调整胰岛素的剂量，谢大叔的空腹血糖和餐后血糖都得到了良好的控制。其间，我还根据他的血糖情况为他调整了口服药物的方案，停掉了其中的二甲双胍和格列美脲，只保留了阿卡波糖。三周后，谢大叔回大连的时候，降糖治疗方案里就只有一种基础胰岛素和一种口服降糖药物了。

谢大叔回到大连后，也经常通过谢阿姨来找我询问一些情况。我也通过谢阿姨得知，他回去后血糖一直都控制得非常不错，一针基础胰岛素加一种口服药的治疗方案也就没有进行大的调整。而老人对胰岛素的认识也发生了很大的变化。

# 都是雾霾惹的祸

"我劝您还是恢复锻炼吧！别总坐着看电视了，该运动还是要运动啊！当然，在这种天气条件下，我也不建议您外出运动，那确实得不偿失。我倒是建议您做一些室内运动。我估计您家里肯定也有适合在室内锻炼的器材，比如哑铃、跳绳、拉力器什么的，估计好长时间没有用过了，您可以把它们找出来，恢复练习。"我认真地建议道。

两周前的一天，我的门诊日。

天色一直是阴沉沉的。我是提前一刻钟到的诊室，刚刚坐定打开电脑，大王就兴冲冲地进了诊室。

大王是我的一位老患者，身材高大魁梧，性格开朗，退休前是一位优秀的警察，工作一丝不苟、兢兢业业。可惜的是，退休后仅仅一年多的时间，就进入了糖尿病患者的行列，并在其女儿的推荐下，成为我的患者。

"您今天来得够早的，这可不太像您的风格啊！"我笑着打招呼。我这么说是有道理的，大王平素来医院就诊，基本上都是在我门诊时间快要结束的时候过来。大王是个急性子，长时间的等待他是无法忍受的，所以每次都是提前好几天就挂上号，然后在就诊当天再晚些过来就诊。

"唉，我的血糖出问题了！"大王叹了口气。

"哦？您的血糖不是一直都非常平稳吗？"我诧异地问道。大王在我这里看病已经三年多了，在我的印象里，大王的血糖一直都控制得非常不错。大王是一位模范患者，对待疾病像对待工作一样，也是一丝不苟，执行医嘱从来不打折扣。

"是啊！一直都是非常好的，可从本月初开始到现在这两周多的时间里，血糖明显有些失控了。空腹血糖和餐后血糖都比以前高了，尤其是餐后 2 小时血糖，普遍比从前高了 3mmol/L 左右，您说这是怎么回事？"大王有些沮丧地说。

"您最近服药的情况怎么样？有遗漏吗？有什么调整吗？"我问道。

"没有啊，一直严格遵照您的医嘱，定时定量，没有遗漏，也没有调整。"大王非常肯定地回答。

"那最近饮食方面有什么变化吗？是不是有所松懈啊？最近外出聚餐多吗？"我接着问道。

"绝对没有，这点我可以保证，这个您也知道，我控制饮食的态度一直都非常坚定啊！"大王信誓旦旦地回答，"聚餐就更没有了，就最近这雾霾天气，谁还出去聚餐啊！您没听人家说吗？现在这种天气能答应出去吃饭的，基本上都是生死之交！这时候还张罗着请人出来吃饭的，都有谋杀的嫌疑。"

"呵呵，您可真逗啊！"我被逗乐了，同时不由自主地回头向窗外望了一眼，窗外依然是灰蒙蒙的一片，"不过这段时间的空气质量确实不怎么样啊！天天雾霾，几乎没怎么见过蓝天。"

"咱北京都成了雾都了！那帮人天天嚷嚷着治理雾霾，提高空气质量，可是哪有一点成效啊！"大王愤愤不平地说。

"看来，都是雾霾惹的祸啊！"我回过头来，望着大王，意味深长地说。

"都是雾霾惹的祸？您什么意思？"大王一头雾水。

"我是说，您的血糖最近控制不佳，可能也与这雾霾密切相关呢！"我笑着说。

"您不是开玩笑吧，雾霾还能影响血糖控制？"大王不解地问。

"当然了，直接的影响不好说，间接的影响肯定是有的！"我肯定地回答道。

"怎么影响呢？"大王好奇地问道。

"您刚才谈到聚餐时说，因为天气不好，最近很少外出了，是吧？"我问道。

"是啊，这种天气，谁愿意出去啊！还不如坐在家里看看电视呢！"大王的回答非常肯定。

"我想，问题就出在这里了！在我的印象里，您可是个非常喜欢运动的人啊，我记得您以前每天外出运动的时间基本上都在两个小时左右，而且每周基本上都在五天以上，对吧？"我笑着问道。

"是啊。您也知道，我喜欢运动，那可不是一般人能比的。"大王自豪地说。

"那您最近这两周出去运动了吗？"我好奇地问道。

"基本上没出去，不是我不想运动，而是最近的空气质量实在是太差了！在这种空气里锻炼不等于吸毒吗？"大王感慨地说。

"问题就是出在这里！"我点了点头。

"什么问题？"大王疑惑地问道。

"您的血糖问题啊！我认为，您最近这段时间运动量的大幅度减少是导致您血糖出现问题的主要原因。"我肯定地回答，"所以，我说都是雾霾惹的祸，现在您能理解了吗？"

"看来还真是这么回事！"大王表示赞同，随后问道，"那您说该怎么解决这个问题呢？"

"我劝您还是恢复锻炼吧！别总坐着看电视了，该运动还是要运动啊！当然，在这种天气条件下，我也不建议您外出运动，那确实得不偿失。我倒是建议您做一些室内运动。我估计您家里肯定也有适合在室内锻炼的器材，比如哑铃、跳绳、拉力器什么的，估计好长时间没有用过了，您可以把它们找出来，恢复练习。"我认真地建议道。

"您说的这些东西我家里还真有，只是好长时间都没有碰过了。您的建议很好，我回去就把这些东西翻出来，恢复锻炼。咱可不能毁在雾霾手里啊！"大王笑了，接着又问道，"郭主任，您说我的降糖药物还需要调整吗？"

"我觉得如果您真的能恢复运动的话，咱们可以先不调整药物。先观察两到三周的时间，两三周后如果血糖还高的话，咱们再进行调整，您看怎么样？"我询问道。

"我看可以，就照您说的办吧！"

大王兴冲冲地回去了。

两周后，大王如约而至，一进诊室就兴高采烈地说："郭主任，警报解除了。我的血糖已经基本上恢复正常了，您还别说，这办法还真是管用。我在家里练了两周器械，不但血糖下来了，我感觉我的臂力也明显增强了，您看我这胳膊上的肌肉也比以前更明显了一些吧！"

我笑了："我倒是没有看出来，不过您的血糖恢复正常了，我还是非常高兴的，希望您能够保持下去啊！"我停顿了一下，看了看窗外灰蒙蒙的天空，接着说，"听天气预报讲，这几天之内天气就会有所好转，到时候您就可以恢复户外运动了。"

"就是啊，我也盼着呢！但愿天气早点好起来吧，我都快憋坏了，恨死这雾霾了！"大王郁闷地说。

# 胰岛素的应用真的是越早越好吗？

我觉得这个问题是不能一概而论的，我们应该辩证地看这个问题。胰岛素的临床应用也要遵循个体化的用药原则，应该根据患者的具体情况来进行决策，因人而异，量体裁衣。一般情况下，对于大多数患者而言，我个人并不认为胰岛素的应用越早越好，而是适时起始，及时就好。

张先生走进诊室的时候，我并没有感觉他有什么特殊之处。但当他坐下来开始说话的时候，我还是感到有些惊讶。

"郭主任，很高兴能再次见到您。"张先生笑眯眯地说。

"您以前来看过我的门诊吗？我好像没有什么印象啊！"我有些困惑。

"哦，这是我第一次来海军总医院，所以您肯定不会在门诊见过我。但我确实见过您很多次了，只不过您是在讲台上，而我在讲台下。我听过您的很多次学术讲座。"张先生解释道。

"您听过我的讲座？是患者教育的内容吗？"我有些好奇。

"不是，是医生继续教育的内容。我是一位社区医生，在很多地方听过您讲课，我们社区医生都特别喜欢听您讲课。您的课我们都听得懂，而且很生动、客观。"张医生继续解释道。

"原来如此啊！这么说，咱们是同行啊！谢谢您对我的肯定。那我就称您张医生吧，幸会啊！"我恍然大悟。

"郭主任，我这次来主要是想向您请教一个问题，这个问题已经困扰我很长时间了，以前听您的讲座时我就想问，但因为每次您讲完都有好多人围着您问问题，我就没好意思多打扰您。我今天过来专门挂了您的号，就是不想给您添太多的麻烦，不过我也知道这样做有些唐突，希望您能谅解。"张医生诚恳地说。

"没有关系的，这是您对我的信任啊，我感到非常荣幸！"我赶紧回答，"您想问什么问题呢？"

"我的问题是关于胰岛素应用的，我就是想问一下，针对 2 型糖尿病患者，胰岛素的应用到底是不是越早越好？"张医生停顿了一下，不等我说话又接着说道，"我听过很多关于胰岛素应用的学术讲座，有很多人强调胰岛素的应用越早越好，但也有不少人持反对意见。这个问题我问过很多人，他们的意见也不一致。我无法分辨到底哪一方是对的，因为我觉得他们说得都很有道理，这让我感到很困惑，也让我在门诊面对患者时常常感到无所适从。我多次听过您的讲座，我觉得您是个有思想的人，对很多事情都有自己独到的见解，看问题比较理性和客观，所以，我就冒昧地找您来了。"

"哦，是这个问题啊！您这个问题是很有代表性的，很多医生都有这种困惑。胰岛素的应用到底是不是越早越好呢？在这里，我说一说我自己的看法，因为时间的关系，我尽可能说得简明一些。"我解释了一下，因为毕竟是门诊时间。

"嗯，这一点我理解。"张医生点了点头。

"我觉得这个问题是不能一概而论的，我们应该辩证地看这个问题。胰岛素的临床应用也要遵循个体化的用药原则，应该根据患者的具体情况来进行决策，因人而异，量体裁衣。一般情况下，对于大多数患者而言，我个人并不认为胰岛素的应用越早越好，而是适时起始，及时就好。我觉得对于那些单纯采用饮食运动治疗或在饮食运动治疗基础上应用一两种口服降糖药物就能把血糖控制好的患者并没有必要马上启用胰岛素治疗方案。毫无疑问，胰岛素是最经典的降糖药物，它的降糖强度是口服降糖药物无法比的，通过应用胰岛素可以更快地控制血糖，这一点是没有任何争议的。胰岛素也确实具有许多口服降糖药物不具备的降糖以外的诸多益处，但是，胰岛素应用的难度也是明显超过口服降糖药物的，如果使用不当，低血糖和体重增加的问题也还是比较突出的，所以，大家常说胰岛素是双刃剑，胰岛素的临床应用不仅是科学，更是一门艺术。相对于口服降糖药物来说，胰岛素的应用更加复杂，涉及的问题更多一些，需要的技巧也更多一些，熟练把握的难度也更大一些，应用不当所导致的不良后果也往往会更加严重一些。还有，胰岛素的应用毕竟是一种有创的治疗，这一点也是许多患者不愿意接受的。另外，现有的胰岛素制剂本身也还有许多不尽如人意的地方。"我简明地说着自己的见解。

"确实是这样的，我们社区医生在使用胰岛素的时候也总是有一种不太踏实的感觉，总是担心会出什么问题。再说了，大多数患者对胰岛素也是有不同程度的担心和抵触情绪的。我们在社区很少主动启动胰岛素治疗方案，多是患者在大医院定好胰岛素治疗方案后我们遵照执行。总的来说，患者对口服降糖药物的接受度还是更高一些。"张医生深有同感。

"我们换一个角度来说，口服降糖药物自从 20 世纪 50 年代进入临床以来，历经 60 余年的发展与进步，也是硕果累累啊。目前临床上常用的磺脲类药物、双胍类药物、糖苷酶抑制剂等降糖的效果都是不错的，安全性也是值得信赖的，目前也依然是降糖治疗的主要用药，也是各个权威'指南'明确推荐的一线降糖药物。所以，我还是建议对于新确诊的糖尿病患者，在改善生活方式的基础上，先进行口服降糖药物的治疗，如果效果不错，那就不用急着用胰岛素。但如果效果不佳的话，那就应该及时用胰岛素治疗，别再迟疑。所以，不是越早越好，而是及时就好。"我觉得自己的观点还是比较明确的。

"我明白您的意思了。"张医生点了点头。

"我在开始的时候说这个问题不能一概而论，应该具体问题具体分析。我刚才讲，对于大多数患者来说，我并不赞同胰岛素应用越早越好。但是对于某些特定的人来说，则另当别论。比如，对于那些新发病且与 1 型糖尿病鉴别困难的消瘦的糖尿病患者，就可以考虑把胰岛素作为一线治疗药物。还有，对于某些血糖较高的初发 2 型糖尿病患者，也可以考虑把胰岛素作为一线的治疗药物进行短期使用，待高血糖得到有效控制和症状缓解后再根据患者的具体病情来调整治疗方案，如改用口服药治疗或医学营养治疗和运动治疗。因为对于这些新诊断的伴有明显高血糖的 2 型糖尿病患者，如果应用口服降糖药物，一般很难在短期内使血糖得到满意的控制并使患者的高血糖症状得以改善。但是，如果采用胰岛素治疗，则可相对更快地控制血糖和改善症状，同时还可显著改善高血糖所导致的胰岛素抵抗和 β 细胞功能下降。所以，对这些患者来说，早些启动胰岛素治疗方案是值得提倡的。"我接着解释道。

"哦，原来如此啊！我明白您的意思了，我们还是应该根据患者的具体情况来选择具体的治疗手段。对于大多数新确诊的 2 型糖尿病患者来说，口服降糖药物应该作为一线优先选择的治疗方案，口服降糖药物控制不佳再启动胰岛素治疗方案，胰岛素的应用及时就好。而对于那些消瘦的与 1 型糖尿病难以鉴别的或伴有明显高血糖的初发 2 型糖尿病患者，胰岛素的应用则是早些更好。"张医生对我的解释表示赞同。

"您理解得没错，但这是我的个人意见，也不一定就是正确的，您在临床工作中慢慢体会吧！"我笑着回答。

"谢谢您啊，郭主任，耽误了您不少的时间。我这就回去了，以后有问题可能还会来麻烦您。"张医生诚恳地说。

望着张医生离去的背影，我有些感慨，短暂的愣神之后，赶紧叫了下一位患者。

# 令人纠结的胰岛素

　　我告诉他别把胰岛素想得那么可怕，胰岛素是最经典的降糖药物，现在的胰岛素治疗已经比以前简单多了，打起来非常方便。等他哪天真的需要胰岛素治疗了，也还是得用的。庞老板马上表示，如果哪天我告诉他需要用胰岛素治疗了，那他是不会含糊的，肯定马上开始打。

　　"郭主任，您还记得我吗？"一位身材粗壮的中年男子兴冲冲地走进了诊室。

　　我抬头仔细地看了看来人："确实有些眼熟，咱们肯定是见过，但是我一时又想不起来了。您是？"

　　"我估计您也想不起来了，因为咱们只见过一次，我是从内蒙古的鄂尔多斯来的，姓庞，去年夏天我来找过您一次，是海军大院的宋处长陪我过来的，他说他跟您很熟悉。我那时刚刚被诊断为糖尿病，专程来北京看病的。您当时看我长得比较胖，还建议我用二甲双胍，我坚决没有同意，您跟我讲了好半天的道理，我还是坚决不用，您后来就给我用了格列美脲。我后来还跟您通过几次电话呢，向您咨询调药的事。您想起来了吗？"来人笑眯眯地问道。

"哦，您就是那位在鄂尔多斯工作的庞老板，我想起来了。"在来人的提示下，我想起来了，确有此事。

据说庞老板是一位比较成功的企业家，去年夏天一个偶然的机会发现血糖升高，后去医院复查确诊为 2 型糖尿病，然后，就在朋友的介绍下来我们医院。我见他空腹血糖和餐后血糖都有所升高，人又比较胖，就建议他口服二甲双胍治疗，可是庞老板对二甲双胍有很深的成见，坚决不接受，我解释了好半天也没有效果，就为其开了格列美脲，2 毫克，每日一次，早餐前服用。嘱其回鄂尔多斯后一定要按时服药，定期检测血糖。因为是熟人的好朋友，他也从熟人处得到了我的电话号码，给我打过几次电话沟通病情。但是具体的细节我就记不清楚了。

"您的患者那么多，怎么可能都记住呢？您还能想起来，我就非常高兴了。这次我本来还想让宋处长陪我一起过来，可他今天下午临时有事情脱不开身，就让我自己来了。他说您待人非常和善，我自己过来肯定没有问题。"庞老板解释道。

"我觉得您以后自己直接过来就行了，别找这个陪那个陪的，没有必要，大家都挺忙的。再说咱们通过多次电话，也算是熟人了。您这次是来办事顺便看病还是专程看病？最近血糖控制得怎么样啊？"我笑着问道。

"我是专门看病来了。我最近的血糖情况不太好啊。"庞老板叹了口气。

"我记得几个月前咱们还通过一次电话，我印象里您的血糖控制得不错啊！"我有些疑惑。

"那段时间确实是不错，空腹血糖值和餐后 2 小时血糖值基本上都在 4mmol/L 至 6mmol/L 之间，我一看血糖控制得这么好，就自作主张把每天早餐前的 2 毫克的格列美脲给停了。刚刚停药那段时间血糖水平也还是挺好的，可过了一段时间以后，血糖就又高上去了。我到当地的医院就诊，当地医院的医生建议我住院打胰岛素，医生说早点打胰岛素能尽快地控制血糖，更能有效地延缓并发症的发生和发展。我是真的不想打胰岛素。但是医生的意见非常明确，我自己拿不定主意，就又跑到北京来了，不瞒您说，我是前天到北京的，在一位朋友的引荐下，我下飞机后就直接去了另外一家三甲医院，我的那位朋友在那家医院有熟人，是他帮我约的专家。接诊专家看了我的血糖记录后，也建议我住院接受胰岛素治疗。我一听，这同我们当地专家的意见一致啊。在朋友的鼓励和劝说下，我当时就办理了住院手续，昨天下午就住进去了，今天上午医生查房，告诉我明天开始进行胰岛素治疗。吃完中午饭，我心里就一直犯嘀咕，因为说心里话，我是真的不想打胰岛素。我纠结了好半天，突然想起来您好像今天下午出门诊，我就马上给宋处长打电话确认了一下，赶紧跑过来了。您帮我出出主意吧，我该怎么办呢？这胰岛素到底是打还是不打呢？"庞老板急切地问道。

"啊？您是从医院里跑出来的？人家医生都给您定好治疗方案了，您又犹豫了，跑来问我的意见，您这不是给我出难题吗？如果我说可以不打胰岛素，您回到医院说您征求了海军总医院的郭主任的意见，决定不打胰岛素了，人家会怎么想？这不影响我们兄弟医院之间的关系吗？所以，我建议您还是回去按医生的意见安心地接受胰岛素治疗吧，因为他们的治疗方案也是很有道理的。"我诚恳地说。

"抱歉啊，郭主任，让您为难了。您放心，我是不会那么说的。不过，我也确实没有想那么多，我只是想征求一下您的意见，我是真的拿不定主意了。"庞老板尴尬地笑了笑，使劲摇了摇头，接着说道，"郭主任，我只想问您一个问题，您说我现在还能再用格列美脲吗？"

"您当时为什么要自行停掉格列美脲呢？我不是叮嘱过您不要自行停药吗？"我有些不解地问道。

"哦，因为那段时间我的血糖确实控制得非常好，那段时间运动也比较多，有两次运动后还发生了低血糖，我就有些担心了。我想把药停了看看吧，血糖到底能怎么样。刚刚停药那段时间，血糖也确实还是不错的，可是一进入冬天以后，血糖就又开始升高了。

因为我是自作主张停药的，我怕您说我，就没好意思给您打电话。"庞老板诚惶诚恐地解释着。

"原来如此啊，我倒是觉得您如果继续服用格列美脲也是可以的。您当时服用2毫克格列美脲感觉血糖有些低，其实可以把格列美脲的剂量减为1毫克继续服用，您没有必要停药。我建议以后在治疗方面您还是尽量按医生的意见去做，千万不要自作主张，那样是很容易出问题的。您一定要记住这个教训啊！"我语重心长地说。

"我明白了，郭主任，您放心，我以后肯定会多征求医生的意见，不会再自以为是了！那我今天就先回去，不打搅了，以后我有事还是会打电话麻烦您的，您多包涵啊！"庞老板不住地点头。

庞老板又寒暄了几句就迅速离开了，我接着叫了下一位患者。

三周后的一个晚上，我接到了庞老板的电话，是从鄂尔多斯打来的。庞老板高兴地告诉我他的血糖已经完全恢复正常了。我问他在北京住了几天院，现在打多少个单位的胰岛素，庞老板神秘地回答说，他只住了一天院。我听完愣了一下，就问他为什么只住了一天，也太仓促了。他回答我说，他那天看完我的门诊回到医院后就因为家里有急事要赶回去处理而办理了出院手续，所以就没有来得及打胰岛素。他回到鄂尔多斯后就又吃上了格列美脲，并把剂量减为以前的一半，现在是每天早餐前服用1毫克的格列美脲。在饮食上也进行了适当的控制，每天的运动量也有所增加。他的血糖很快就恢复正常了，这真的让他有些喜出望外。他说他现在回头想想都有点后怕，那次要是真的打上了胰岛素，那得有多不方便啊，想想都觉得麻烦！我告诉他别把胰岛素想得那么可怕，胰岛素是最经典的降糖药物，现在的胰岛素治疗方法已经比以前简单多了，打起来非常方便。等他哪天真的需要胰岛素治疗了，该用还是要用的。庞老板马上表示，如果哪天我告诉他需要用胰岛素治疗了，那他是不会含糊的，肯定马上开始打。据庞老板介绍，他最近的生意状况也很不错，顺风顺水的，所以他非常开心。

放下电话，我笑了，我想，这家伙还真是够狡猾的！不过，他的血糖毕竟恢复正常了，这是很值得庆贺的事情。

一个月后，庞老板的一位朋友在他的引荐下来到了我的门诊，他的这位朋友姓李，来自内蒙古的乌海市，身材非常魁梧，患糖尿病三年了，以往一直用二甲双胍治疗，最近血糖控制得不太理想，就去当地医院就诊，医生建议他用胰岛素治疗，他心里很抵触，但又拿不定主意，就找他的朋友兼病友庞老板商量，庞老板就推荐他来北京找我。我看了他的各项检查结果及近期的血糖记录，感觉加用每天一次的基础胰岛素也是不错的选择。我又征求了李先生的意见，李先生的意见非常明确，不想打胰岛素。我就告诉李先生，暂时不打胰岛素也是可以的，先调整口服降糖药物的剂量，如果效果不佳，再考虑胰岛素的问题，李先生非常同意我的建议。我就给他调整了二甲双胍的剂量，把剂量从以前的每天 1500 毫克增加到每天 2000 毫克，在此基础上又加上了另外一种口服降糖药物。结果非常不错，李先生的血糖很快就达标了，李先生非常高兴，一再表示感谢。

# 最贵的，不一定是最适合的

当听说这是从法国知名药企进口的全球销售得最好的号称第一品牌的降糖药物，而且价格也不便宜，王老板很开心。按照王老板的意思，他用的所有东西都应该是名牌产品，当然，药物也不例外。否则，面子上说不过去，也容易让别人笑话。有钱人也有有钱人的难处啊！对于有钱人来说，面子，那是天大的事！

"怎么又是二甲双胍？"听了我的建议，衣着华丽的王老板皱着眉头嘟囔了一句。我听得出来，这里面有很大的不情愿。

"又是？您什么意思？您以前用过二甲双胍吗？"我疑惑地问道。

"没有用过，但经常听别人提起过。这么跟您说吧，您是我这次来北京所见到的第三位医生，前两位医生也是建议我用二甲双胍，但都被我拒绝了！所以才又托熟人介绍找您来了。"王老板解释道，语气中有些沮丧。

"哦，原来如此啊！那您为什么没有听那两位医生的建议呢？

您来找我看是想看看是否有不同的选择吗？"我有些不解地问。

"是啊，可没有想到您也建议我用二甲双胍。"王老板有些失落地说。

"其实，这没有什么奇怪的。因为相比较而言，二甲双胍还是比较适合您的病情的。您是刚刚被确诊为 2 型糖尿病的，身体比较胖，从您的血糖记录来看，您主要是空腹血糖升高，餐后血糖波动的幅度并不是很大，您的糖化血红蛋白值是 7.5%，这个值也不算太高，所以，我觉得您现在的病情单用二甲双胍治疗基本上是可以搞定的，如果单用二甲双胍效果不佳，咱们再调整治疗方案。您看怎么样？"看着王老板那浑圆的身躯，我耐心地解释道。

王老板没有回话，但是，看得出来，他似乎很不满意。

"您是觉得二甲双胍有什么问题吗？"我探询道。

"郭主任，您是不是也有点看不起我啊！昨天李主任给您打电话时没有给您介绍我的背景吗？"王老板的语气有些恼怒。

"您这是从何谈起呢？我怎么可能看不起您呢？我对所有患者都是非常尊重的。李主任昨天打电话时一再强调了您是响当当的大老板，是著名的企业家。可是这同看病有什么关系吗？"我有些不解地问道。

"可是您给我建议用的是什么药啊！二甲双胍！这二甲双胍都用了多少年了，早就该淘汰了吧！我记得当年我爷爷就用过这种药，把老爷子吃得跑肚拉稀的，体重一下子掉了好几斤。现在市面上的降糖药物里面，也就数它最便宜了吧！我听说我们食堂打扫卫生的老太太用的就是这个二甲双胍。您让我一个大老板用这么便宜的老药，这不是让我丢脸吗？万一哪天别人问起来，您说我怎么回答？这不是存心让我难堪吗？"王老板愤愤不平地说。站在一旁的几位随行人员也不住地点头。

听了王老板的话，我有些茫然。这些腰缠万贯的老板的心思还真是让人难以捉摸啊！

"难道就没有价格贵一些的，让人能体面一些的降糖药吗？"王老板急切地问道。

我平复一下心情，然后回答："王老板，我觉得您误会了。我感觉在药物的选择方面，您有误区啊！药物是不能根据价格的高低来评价的。任何一类药物，都不是越贵越好。"

"我不同意您的意见，我认为一分价钱一分货。我相信便宜没好货！价格贵一些的药效果肯定就会更好一些，或者更加安全一些，贵的药肯定比便宜的药有更多的优点！贵有贵的道理！要不它怎么会贵呢？"王老板插话道。

"这可不一定啊！我认为药物没有最好的，只有最适合的。我觉得您不用纠结药物价格的高低，适合您病情的药才是好药。二甲双胍确实是一种老药，但是老药也有老药的优点，它降糖效果不错，安全性也值得信赖，在世界各地的使用也是非常广泛的，是目前使用得最多的降糖药物之一啊！价格便宜原本也是它的优点之一啊，没有想到在您这里却成为缺点了！"我笑着解释道。

"谢谢您的耐心解释，我理解您的好意。不过，无论您怎么说，我是绝对不能接受二甲双胍的，我心里可转不过这个弯来。反正我也是熟人介绍来的，咱们就直说吧，您告诉我，目前最贵的降糖药是哪一种？"王老板急切地问道。

我听了王老板的话，感到有些失落和沮丧。我看了看王老板和他的朋友们，平静地说："看来，您已经拿定主意了。我若坚持己见的话，估计您还会去第四家医院。既然如此，咱们不妨就尝试一下。目前最贵的降糖药是一种属于GLP-1受体激动剂的药物，每支要一千五百多元。价格确实是贵了些，目前医保也是不报销的。但降糖效果还是不错的，而且有一定的降低体重的作用，这一点也是比较适合您的。关键的问题在于这种贵的药不是口服降糖药物，而是需要注射的，您能接受吗？"

"价格小意思啊！注射也没有问题，不就是打针嘛！行，就它了。"王老板大手一挥，回头看了看他的伙伴们，满意地笑了。

"还有一件事，我必须要提醒您，这种药也不是没有缺点的，有些患者用了以后可能会产生一些胃肠道的不良反应，如恶心、呕吐、腹胀、腹泻、腹痛等。您自己注意观察一下。"我提醒道。

王老板笑着摆了摆手："我知道了，没有关系的，有问题我再来找您。"

拿到我开好的处方，王老板及其随从们兴高采烈地离去了。

令我没有想到的是，一周后，我的门诊日，王老板又出现了。

看着王老板满脸痛苦的表情，我诧异地问道："怎么这么快就过来了，出什么问题了吗？"

王老板叹了口气："哎，别提了。这药可真是够坑人的！自打我用了以后，那可就是遭了灾了，上吐下泻啊，把我的胆汁都给吐出来了，什么都不想吃！我本来想多扛几天，可实在是扛不下去了，那滋味可不是一般的难受啊！看来这种高级药跟我无缘。您快帮我调整一下吧！求求您了，拜托了！"王老板略作停顿，接着说道，"但有一点，二甲双胍我还是绝对不用的！我坚持这一点。这个咱不能含糊！"

我也叹了口气："这回您体会到了吧，最贵的药物不一定就是最适合您的。最适合的才是最好的。您的意思我也明白，也能够理解，我考虑一下吧！"

通过与王老板的反复协商，我为其开了一种每天只需注射一次的基础胰岛素制剂——甘精胰岛素。

当听说这是从法国知名药企进口的全球销售得最好的号称第一品牌的降糖药物，而且价格也不便宜，王老板很开心。按照王老板的意思，他用的所有东西都应该是名牌产品，当然，药物也不例外。否则，面子上说不过去，也容易让别人笑话。有钱人也有有钱人的难处啊！对于有钱人来说，面子，那是天大的事！

改用了这种基础胰岛素以后，王老板的血糖很快就得到了改善，空腹血糖与餐后血糖都得到了很好的控制，王老板多次来电话表示感激之情。王老板在电话中还提到，使用这种胰岛素，让他感觉很有面子。

# 特效药，真的有特效吗？

　　"说句心里话，我是不太建议您吃那些所谓的特效中成药的，据我所知，您买的那些特效药也不太可能是您说的那家医院研发和生产的，很可能是冒名的。您说的那个中药制剂的名字我从来都没有听说过，而且事实也证明了，这些特效药的效果是不行的，是经不起考验的。我认为您还是应该接受正规的药物治疗。"我善意地劝说道。

　　"郭主任，您好！我是一位老糖尿病患者了，最近血糖一直控制得不太好，我这次专门过来找您是想请您帮我调整一下我的治疗方案。"说话的是一位老妇人，长得慈眉善目的，衣着得体，微胖的身材显得很富态。我看了一眼电脑，挂号系统显示该患者姓冯，今年 67 岁，福建宁德人。

　　"您好像是第一次来我们医院看病吧？"我试探性地问道，因为我不记得曾经在门诊见过她，电脑里也没有显示既往的就诊记录。

"是的，我是第一次来你们医院。我平时是住在福建的，这次来北京是看看女儿，准备在女儿这里住一段时间。郭主任，您还记得钱晓玲吗？"老太太反问道。

"这个名字听起来很耳熟，好像有些印象。她是什么人呢？"我略微想了想，感觉似乎几年前曾经有一位患者就是这个名字。

"她是我的女儿，前几年曾经在您这里治疗过一年多的甲亢。大高个，瘦瘦的，在航天部下属的一家研究所里做科研。您想起来了吗？"老太太急切地问道。

不等我回答，老太太接着说道："我本来是不想来医院的，我这个人呢，特别不愿意上医院，我平时也不太愿意查血糖。这几天，我稍微感觉有些不舒服，昨天早上，我女儿就非要拉我去社区卫生服务站查一下血糖，结果出来以后，把我们两个都吓了一大跳，空腹血糖值居然是 16.8mmol/L，后来又测了早餐后 2 小时血糖，结果是 21.4mmol/L。我女儿一看就着急了，一定要我来海军总医院找您。她对您真是特别信赖啊！"

"哦，原来如此啊！"我笑了笑，接着详细询问了老太太被确诊为糖尿病以后的治疗情况，得知老太太在七年前刚刚被诊断为糖尿病的时候，就开始接受药物治疗了，血糖也一直控制得不错，半年前，在一位邻居的鼓动下，参加了一次由某机构组织的糖尿病的教育活动，听讲座之余免费测血糖，主办方还邀请了几位"名医"进行现场咨询，据说场面非常热烈。老太太在某"著名糖尿病医生"

的建议和指导下，为了安全起见，停掉了原来的治疗药物，开始服用一种据说是由北京某著名医院研制的具有特效的并非常安全的中成药。据老太太讲，在刚开始服用那种特效药的一段时间里她感觉血糖控制得还可以，感觉那种药还行，就逐渐放松了警惕，很长时间都没有进行血糖检测，那天偶然一查，没有想到血糖居然变得这么高了，这大大出乎她的意料。

"您有多久没测过血糖了？"我好奇地问道。

"有三个多月了吧，我觉得我的血糖一直都控制得挺好的，就没有经常查血糖，怎么也没想到血糖会这么高。"老太太有些沮丧地说。

"您今天测血糖了吗？"我接着问道。

"测了，空腹血糖值是 15.8mmol/L，早餐后 2 小时血糖值是 18.9mmol/L，还是高啊。您看我该怎么办呢？"老太太急切地问道。

"我认为按照您目前的血糖水平，最好是接受胰岛素治疗，这样就能在比较短的时间内把您的血糖降下来。"我平静地说。

"那可不行，我可是坚决不打胰岛素的，我可不想天天打针，多麻烦啊。再说了，打胰岛素还需要住院吧？我可是绝对不能住院的，家里面根本就脱不开身。还有，如果打胰岛素，我买的那些中成药怎么办呢？"老太太不等我说完，就急切地表达自己的意见。

"说句心里话，我是不太建议您吃那些所谓的特效中成药的，据我所知，您买的那些特效药也不太可能是您说的那家医院研发和生产的，很可能是冒名的。您说的那个中药制剂的名字我从来都没有听说过，而且事实也证明了，那些特效药的效果是不行的，是经不起考验的。我认为您还是应该接受正规的药物治疗。"我善意地劝说道。

老太太一听就急了："不可能啊，我的好几个病友都在吃这种药啊！我上个月来北京前刚刚又买了半年的药，好几千块钱呢！"

"您怎么会一下子买那么多药呢？"我有些不解。

"多买可以打折啊，便宜不少呢，要不就更贵了，反正要长期吃嘛，大家都是这样买的。"老太太说这话的时候显得很开心。

看着老人高兴的样子，我有些为难，如果不让老人吃那些她高价买来的"特效药物"，老人一定难以接受。我就委婉地建议老人，已经买了的药还是接着吃吧，以后就别再买这样的药了，尽可能到正规医院遵照医生的意见选择药物。

我又详细询问了老人最近一段时间的饮食与运动的状况，老人表示，最近这段时间确实在饮食方面有所放松，因为难得来北京看女儿，女儿特别高兴，每天都给她做很多好吃的，还经常在外面的餐馆就餐，主餐吃得多，零食也没少吃。运动也比在老家时少多了，每天坐着看电视聊天的时间倒是增加了很多。吃药也不规律，经常忘记服药。老人表示，因为太开心，有些忘乎所以了，就把自己是糖尿病患者这事给忘了。要不是昨天小区里搞糖尿病宣传活动，免费给居民测血糖，自己肯定还不会想起来去查血糖呢。结果一查吓一跳。老太太表示，她已经意识到了问题的严重性，所以今天女儿让她来医院就诊，她也就没有太抵触。

我向老人重点强调了控制饮食和适当运动的重要性，嘱咐老人一定要加强对饮食的控制并适当增加一些户外活动的时间，老人表示完全接受，并表示从当日起就严格遵守。

对于胰岛素治疗，老人的态度非常明确："郭主任，胰岛素我真的无法接受，您还是给我用口服降糖药吧，谢谢您了！"

看到老人的态度很坚决，我就同意按照老人的意见，先尝试口服降糖药物，但是，如果口服降糖药效果不佳的话，还是要用胰岛素的，老人对此也表示认可。

我为老人开了一种每天只需服用一次的新一代的长效磺脲类药物，告诉了她服用方法和相关的注意事项，嘱其回去后调整饮食与适当运动，严格按医嘱服药，密切监测血糖，两周后再来复诊，酌情进行药物调整。

没想到，一周后，老人又来了。老人一进诊室就兴奋地告诉我早上的空腹血糖值已经降到 6.2mmol/L 了，餐后 2 小时血糖值也在 10mmol/L 以下了。她特别高兴，就想来医院告诉我一下，并表示一下感谢。我听了非常高兴，我说她最应该感谢的其实是她自己，没有她自己的努力，这一切都是无从谈起的。老人听了也表示同意。

老人兴奋地说："说心里话，我也挺佩服我自己的，我上周从医院回家以后就把所有的零食都打包收起来了，每顿主餐也都严格控制，没有再外出吃过一顿饭。每天在外面走40分钟，服药非常准时，没有一次遗漏。"

"听您这么一说，我就更佩服您了！您绝对是一位模范患者，我希望您能一直这样坚持下去。"我由衷地赞叹道。

老人高高兴兴地回去了。

两周后，老人的女儿专程来了一次医院表示感谢，女儿说老人已经回福建老家了，回去后也开始经常检测血糖，血糖目前控制得非常不错，老人很开心。她也与老人谈了自行买药的事情，老人表示以后不会再自作主张地买药了。

# 我为什么要测晚餐前血糖呢？

我沉默了片刻，解释说："监测晚餐前血糖对于您来说是非常必要的，因为您早餐前注射的预混胰岛素的剂量是否合适、是否需要调整和如何调整，我们主要是根据您晚餐前的血糖值来判定的。如果您晚餐前血糖水平高，我们一般会增加您早餐前的预混胰岛素的剂量，而如果您晚餐前发生低血糖的话，我们就会减少您早餐前预混胰岛素的剂量。也就是说，晚餐前的血糖水平是决定您早餐前注射预混胰岛素剂量的最重要的参考指标，这回您明白了吗？"

"郭主任，您好，我最近的血糖一直控制得不太好，您能帮我调整一下治疗方案吗？"说话的是一位中年男性，中等身材，穿着得体，面目和善。看到我有些迟疑，他马上接着说道："这是我第一次挂您的号，所以您肯定感觉有些陌生，我以后多来几次咱们就熟悉了。"

我笑了笑，心想这个人还真是善解人意。

通过简单的交流，我得知这位苏姓患者是一位"小有成就"的企业家，三年前在体检中心体检时发现血糖升高，经择日复查血糖被明确诊断为 2 型糖尿病，因为当时的血糖水平较高，接诊的医生建议他直接启动胰岛素治疗方案，并为其选择了每日早晚餐前两次注射的某种预混胰岛素制剂。从那时起，他就一直接受该种预混胰岛素治疗方案，至今未做调整。因为工作比较繁忙，应酬也比较多，所以平时很少进行血糖检测，也很少来医院就诊。上周一次偶然的机会测了一次空腹血糖，结果是 14.8mmol/L，患者才感觉不对，据患者讲，他平时虽然只是偶尔测测血糖，但空腹血糖值大多是在 10mmol/L 以下的，他也就没有在意，这次突然发现血糖比平时高了许多，他就有些担心，赶紧抽时间过来了。他给我看了他注射的胰岛素笔，告诉我他目前注射的胰岛素的剂量是早晚餐前各 18 个单位的预混胰岛素诺和灵 30R，到目前为止，还没有服用口服降糖药物。

了解了患者病情的来龙去脉，我告诉患者："调整治疗方案没有问题，关键是您要提供近期的血糖监测情况，我才有可能为您进行调整啊！您近期的血糖监测记录在哪里啊？"

患者愣了一下："我不是都告诉您了吗？上周三的空腹血糖值是 14.8mmol/L 啊！"

"您上周只测了一次血糖吗？"我惊讶地问道。

"不是上周，我上个月就只测了这一次血糖，我一般每个月也就测一到两次血糖，有什么问题吗？"患者不解地问道。

"当然有问题了！根据您提供的这个血糖值我是没有办法为您

调整治疗方案的。您必须先回去按照我的要求密切监测血糖，然后我才能对您的治疗方案进行调整。"我非常肯定地说道。

"我以前一直这样，医生也没说什么，也给我调整剂量了啊！"患者还是有些不理解。

我耐心地告诉患者，治疗方案的调整是必须以血糖水平为依据的。糖尿病治疗的五驾马车中就包括血糖监测，血糖监测在糖尿病的治疗中具有举足轻重的地位，可以说是五驾马车中的头马。毫无疑问，没有血糖监测引领的治疗必然是盲目的治疗。不测血糖，就无从得知血糖的变化情况，也就无从评价你所接受的治疗是否合理，也无法对其进行合理的调整。所以，糖尿病患者必须经常检测血糖，血糖监测得越充分，治疗方案的调整就越准确。如果我们只是依据非常有限的血糖值来勉强调整治疗方案，调整的效果就会很难达到理想的状态，而且要冒比较大的风险。

听了我的讲述，患者表示基本上明白了其中的道理。

我随即为患者测定了一次随机血糖，结果是 12.6mmol/L。

鉴于患者血糖水平较高，我建议患者住院进行血糖的监测并调整治疗方案，但该患者非常坚决地拒绝了。患者表示目前手头的事情实在太多，确实无法脱身，表示同意回去先密切监测一周的血糖情况后再来就诊，我也只好表示同意。

但是在看到我给他提供的血糖监测计划时，患者又有问题了：

"为什么要让我测晚餐前的血糖呢？"

这次轮到我困惑了："您以前没有测过晚餐前血糖吗？"

"从来没有啊！我一般都是测空腹血糖，偶尔测一下早餐后血糖，其余的时间基本上没有测过血糖。"患者斩钉截铁地说。

我沉默了片刻，解释说："监测晚餐前血糖对于您来说是非常必要的，因为您早餐前注射的预混胰岛素的剂量是否合适、是否需要调整和如何调整，我们主要是根据您晚餐前的血糖值来判定的。如果您晚餐前血糖水平高，我们一般会增加您早餐前的预混胰岛素的剂量，而如果您晚餐前发生低血糖的话，我们就会减少您早餐前预混胰岛素的剂量。也就是说，晚餐前血糖值是决定您早餐前注射预混胰岛素剂量的最重要的参考指标，这回您明白了吗？"

"我想我已经明白了。"患者迟疑了片刻接着问道，"那您为什么还让我测午餐前和睡前血糖呢？这个也有什么参考价值吗？"

"当然有参考价值了，我先问您一个问题，您接受胰岛素治疗最担心的问题是什么呢？"我反问道。

"当然是低血糖了，这个打胰岛素的人都知道啊！"患者毫不犹豫地回答说。

"那您是否知道对于打预混胰岛素的患者来说，哪个时间段比较容易发生低血糖呢？"我接着问道。

"这个别人的情况我不太清楚，我自己发生过的几次低血糖反应多是在午餐前、晚餐前，还有就是临睡前。虽然当时没有测血糖，但是我能肯定是发生了低血糖，因为我当时的反应与书上写的或在讲座上听到的几乎一模一样。"患者非常明确地回答说。

"确实如此，您说的这几个时段，午餐前、晚餐前和睡前，确实就是预混胰岛素使用不当时比较容易发生低血糖的时段。我让您监测午餐前和睡前血糖的目的就是更准确地把握您的血糖变化情况，从而更加准确地调整您的胰岛素治疗方案，在实现良好血糖控制的同时也能更有效地避免低血糖的发生。"我认真地解释着。

"哦，明白了！"患者听了我的话，使劲地点了点头表示认可，并表态回去后一定会按照我的要求认真地监测血糖。

一周后，患者如期而至，我根据他的血糖记录为其调整了早晚餐前胰岛素的剂量，嘱其继续监测血糖，一周后再进行调整。

经过近一个月的调整，患者的血糖得到了很好的控制，患者对此表示非常满意。从那以后，患者对糖尿病的重视程度也明显提高了，基本上能够有规律地来医院就诊，血糖也一直都控制得不错，预混胰岛素的注射剂量也逐渐减少到了原来的一半。

三个月后，我根据患者的血糖情况和患者的要求停掉了预混胰岛素，改为口服两种降糖药物治疗，患者的血糖依然控制得非常满意，他感觉生活质量有了非常显著的提升，并表示他和他的家人都非常开心。

# 我为什么要用降脂药呢？

"也就是说，从预防大血管并发症的角度来说，我们期待通过降糖治疗来实现但始终未能实现的目标，是可以通过调脂治疗和降压治疗来实现的。所以，要想真正降低大血管事件的风险，对于糖尿病患者而言，调脂治疗和降压治疗与降糖治疗同样重要，甚至可以说更重要！"我尽可能简明地阐述着自己的观点。

张老师是一位刚刚退休不久的英语教师，思维活跃、性格随和。半年前在一次公共场合的义诊活动中偶然发现血糖升高，经复诊确诊为糖尿病以后便开始接受正规的降糖治疗。

张老师是一位非常认真的人，对治疗的依从性一直不错，所以，他的血糖控制情况也是一直不错的。令我感到比较困惑的是，他对调脂治疗却一直不是很热心。

其实，在张老师第一次来我这里就诊的时候我就已经发现了他的血脂异常的问题了。他当时还有些奇怪，我就告诉他说，他的这种情况是非常常见的，糖尿病患者大多合并血脂异常，糖代谢异常与脂代谢异常就跟亲兄弟一样，常常是联袂出场的。而且，对于糖尿病患者来说，血脂异常的危害也是很大的，我当时就建议他在接受降糖治疗的同时接受他汀类药物进行调脂治疗，但是张老师婉言谢绝了，他表示要集中精力先降血糖，血脂的事以后再说。

等过了一段时间，他的血糖得到良好的控制以后，我再提血脂的问题，他也就没有再说什么，但是我隐约感到，他心里好像还不是很情愿。我为他开了一种比较常用的他汀类药物，嘱其每天晚上睡觉前服用，并定期监测血脂水平的变化。他点头表示认可。随后便是有规律地开药、取药。

三个月后，当我为其抽血复查糖化血红蛋白及血生化指标时，我却发现他的血脂的各项指标居然几乎没有任何变化，尤其是我们最关注的低密度脂蛋白胆固醇水平甚至还略有升高。这个结果实在有些出乎我的意料，因为绝大多数血脂异常的患者在规范地服用他汀类药物以后，都能在一到两个月的时间内使血脂的异常得以改善，使低密度脂蛋白胆固醇的水平出现显著的下降。

我觉得这里面一定有问题，便追问张老师是否按照医嘱服用了我为他开的他汀类药物。张老师的回答明显有些含糊，在我的再三追问下，他最后承认了并未按医嘱服药的事实。

知道了事件的真相之后，我感到有些难以理解，我问张老师："您为什么对调脂治疗这么抵触呢？有什么原因吗？"

张老师有些尴尬地笑了笑，反问道："郭主任，我为什么要用他汀类药物呢？您觉得有必要吗？"

"当然有必要了！否则我是不会为您开他汀类药物的。对于可用可不用的药物我一般是不用的。"我非常明确地回答。看来张老师对于调脂治疗或者他汀类药物的认识还是有一些误区的。

"郭主任，我是这么理解的，您看，我得的是糖尿病，所以对我来说，控制好血糖是最重要的事情，是重中之重。您帮我把血糖控制好，我就非常感激了。那个血脂异常嘛，不痛不痒的，咱们管它干吗呢？再说了，我的血脂水平好像也没比正常值高出很多啊！我真的不想吃太多的药！"张老师委婉地表达了自己的见解。

果然不出我所料，看来还是一个对于血脂异常重要性的认知问题，这个问题不解决，后续的治疗估计是不会顺利的。我感觉很有必要把这个问题梳理清楚。

"哦，原来如此啊，我知道您的想法了，可能是我前几次没有给您讲清楚，这个怪我！"我停顿了一下，接着说道，"这样，咱们来简要地探讨几个问题吧，第一个问题：咱们辛辛苦苦地治疗糖尿病的目的是什么呢？您来说说。"

"这个您跟我讲过的，治疗糖尿病的目的就在于预防并发症。"张老师认真地回答。

"那么糖尿病一般都会导致哪些并发症呢？"我接着问道。

"这个您以前也跟我讲过，我记得很清楚，糖尿病的并发症包括急性并发症和慢性并发症，长期高血糖导致的慢性并发症又包括微血管并发症和大血管并发症，其中大血管并发症是糖尿病患者面临的最大威胁，因为 60%～80% 的糖尿病患者最终是死于大血管并发症的，所以糖尿病治疗的核心目的就是预防大血管并发症的发生和发展，降低其致残率和致死率。"张老师清晰熟练的回答中透着难以掩藏的自信。不愧是当过老师的，确实不同凡响。我暗自感叹。

"那怎样才能预防大血管并发症的发生和发展呢？"我接着问。

"好好控制血糖啊！就像您反复强调的，精细降糖、安全达标！"张老师笑着回答说。

"控制好血糖就能预防大血管并发症了吗？"我追问道。

"难道不能吗？"张老师反问道，语气中有些疑惑和惊讶。

"这确实是一个比较复杂的问题，简单地说，从我们目前所能得到的临床证据来看，单纯通过控制血糖是很难预防大血管并发症的，因为大血管并发症的发生和发展不仅与高血糖有关系，与高血压、血脂异常、肥胖等因素也是密切相关的。而且，相对于高血糖而言，血脂异常和高血压同大血管并发症的关系则更为密切。目前尚无研究证明通过强化降糖可以显著降低大血管并发症的风险，但是已经有很多研究证明通过调脂治疗和降压治疗可以显著减少大血管并发症的发生和发展，这已经是公认的事实。也就是说，从预防大血管并发症的角度来说，我们期待通过降糖治疗来实现但始终未能实现的目标，是可以通过调脂治疗和降压治疗来实现的。所以，要想实实在在地降低大血管并发症发生的风险，对于糖尿病患者而言，调脂治疗和降压治疗与降糖治疗是同样重要的，甚至可以说是更重要的！"我尽可能简明地阐述着自己的观点。

"哦，原来如此啊！我还以为我们糖尿病患者把血糖控制达标就行了呢，没有想到调脂治疗和降压治疗也这么重要，好在我的血压是正常的，就是血脂还不太正常，听您这一说，看来，这他汀类药物还是要用啊！"张老师略有所思地点了点头。

"是啊，对您来说，他汀类药物与您现在服用的降糖药物是同样重要的，您可不要小看这他汀类药物。"我笑着说道。

"郭主任，您说这他汀类药物安全吗？会不会伤肝、伤肾呢？怎么好多人都说他汀类药物不够安全呢？"张老师惴惴不安地问道。看得出来，张老师对于他汀类药物确实有一些顾虑。

"这个问题您不用过于担心。他汀类药物可以说是目前在临床上使用的最为广泛的药物之一，大量的临床研究表明，这类药物在有效调脂的同时，不仅能显著减少大血管并发症的发生风险，而且事实证明，这类药物的安全性也是非常不错的，是值得信赖的。只要您在医生的指导下合理应用，安全性应该是有保障的。在您治疗的过程中我们也会定期做一些相应的监测，即使是出了什么问题，我们也会及时处理。"我解释道。

"您这么一说，我就放心了。说实话，您一开始给我开他汀类药物的时候，我虽然觉得降脂的意义不大，但还是准备按医嘱服用，事实上，我吃了大概两周。当时有一位老同事来我家做客，聊天时说起我吃的药物，他就劝我不要服用他汀类药物，他说他听说这类药物的副作用是很大的，不仅伤肝，而且会导致肌肉的溶解、肾功能的衰竭，后果相当可怕。他也是糖尿病患者，血脂也不正常，他说医生也给他开了他汀类药物，但他查了一些资料，也问了一些人，感觉这类药物有问题，就坚决不吃。听他这么说，我吓了一跳，也赶紧把我的他汀类药物给停掉了。但是我怕您不高兴，就没有跟您说。没有想到还是被您发现了。"张老师有些歉疚地说。

"原来事出有因啊，这个我可以理解。您早些告诉我就好了，您同事的想法不是没有道理，也不是毫无根据的，但是那些都是小概率事件，您只要按照医嘱服用和进行相应的监测，是可以避免的，即便发生，也可以及时发现并及时处理。这个您不必过于担心。"随后，我尽可能简明扼要地向其介绍了他汀类药物使用中的一些注意事项。张老师回忆说其实我以前在为他开他汀类药物时同他说过这些注意事项，只是他没有在意，所以印象也就不够深刻。张老师表示当日回去就会按照医嘱服用。

两个月后的血生化复查结果显示，张老师血脂的各项指标都基本上达到了糖尿病患者的血脂控制标准。张老师非常开心，对未来也更有信心了。

据张老师说，他的那位老同事在他的影响下改变了既往对他汀类药物的偏见，也开始服用了，而且效果也很不错。

# 令人揪心的妊娠糖尿病

"但如果您征求我的意见，我倒是认为您可以暂时不急于打胰岛素治疗。您可以先改善一下生活方式，合理调整一下您的饮食结构和饮食习惯，加上适当的运动，我觉得还是可以把血糖控制下来的，其实您的血糖水平也不是很高，努力一下，应该是可以达标的。如果经过努力了，还是降不下来的话，咱们再想办法。"

记得那是一个下午，我的例行出门诊的时间。

从进诊室开始，我就发现了一个奇怪的现象，我们本医院的一位技师一直在我的诊室附近转悠，表情很焦虑。我记得这位技师姓贾，30多岁，在我们医院工作近十年了，据说一年前被诊断为糖尿病，好像是在接受胰岛素治疗。他没有来我的门诊看过病，所以对于他的情况我也不是很熟悉。

大约三点钟的时候，他终于走进了我的诊室。

"郭主任，我给您添麻烦了！"贾技师惴惴不安地说道。

"您别这么说，什么麻烦不麻烦的。您有什么需要我帮忙的，尽管说就是了，千万别客气。"我笑着回答。

贾技师见我很随和，也就不那么紧张了，他努力地平静了一下自己的心绪，接着说道："真的是添麻烦了，郭主任，我今天来找您不是因为我自己的事，是我老婆的事。您刚刚呼叫的那位患者就是我老婆，本来我们约好三点钟在三楼会合的，但她现在还没有赶到医院，还堵在路上呢。我一直在等她，听到叫她的名字我就先进来跟您打个招呼，我想先简单地给您说明一下情况。"

"事情的经过是这样的，我老婆怀孕三个多月了，上周查尿常规时发现尿糖阳性，把她吓了一跳，医生安慰她说不一定就是糖尿病，也许是妊娠期生理性糖尿，但是，为了慎重起见，依然建议她做个标准的葡萄糖耐量试验，她一开始还不愿意，但在我的督促下还是去做了。检查结果出来后，她被诊断为妊娠糖尿病，这个结果让她大吃一惊，接诊医生向她讲述了妊娠糖尿病的种种危害与不良后果，她听得心惊肉跳。医生说为了避免妊娠期高血糖可能导致的种种不良影响，建议她住院接受胰岛素治疗，每天注射四次胰岛素，以使血糖尽快达标。我老婆听了医生的话，一下子就蒙了，脑子里一团糨糊，没有立即接受医生的建议，她说要回家和家人商量一下再说。从医院回来后，她整个人就几乎崩溃了，情绪特别低落，她跟我商量到底去不去住院，我也拿不定主意，就说再考虑考虑。她去上班时也无精打采的，惶惶不可终日。她的领导和同事们知道情况后也非常担心，大家都建议她还是要听医生的建议，该住院就住

院，该打针就打针，工作的事情可以先放一放。碰巧她的一位领导
认识您，据说在您这里看过病，对您印象极好。听说了她的事后就
建议她先别急于决定，可以先来海军总医院找您，听听您的建议。
她回来后很兴奋，就赶紧让我挂您的号，约好今天下午早点请假过
来，结果到现在还没有到，抱歉啊！"贾技师一脸的歉意。

我劝贾技师不要着急，贾夫人什么时候到就什么时候看，早点
晚点都没有关系的。

大约四点钟，贾夫人终于露面了，随同来的还有她的同事，就
是曾经在我这里看过病的那位领导。熟人见面，大家都很开心。贾
夫人姓李，据领导讲，这位小李人非常聪明，工作也很出色，是单
位的主力。30 多岁了，才刚刚怀孕，大家自然都非常关照。

简单的寒暄之后，小李让我看了她的检查结果，并表达了她的
疑问："郭主任，您看我这结果能确诊为糖尿病吗？我记得我们家
老贾当年确诊为糖尿病的时候，空腹血糖值是 10mmol/L 以上，餐
后血糖值是 20mmol/L 以上。老贾得糖尿病以后我也看过一些糖尿
病相关的书和文章，我印象里糖尿病的诊断标准应该是空腹血糖值
大于等于 7.0mmol/L，餐后 2 小时血糖值大于等于 11.1mmol/L。您
看我的空腹血糖值才 5.2mmol/L，口服葡萄糖耐量试验，服糖后两小
时血糖值才 8.5mmol/L，怎么也被确诊为糖尿病了呢？我当时问过
医生，医生说妊娠糖尿病的诊断有不同的标准，但是她也没有告诉
我到底标准是多少。我回家后上网查了一下，查到的资料显示，妊

娠糖尿病的诊断标准是这样的：空腹血糖测定，两次或两次以上空腹血糖值大于等于 5.8mmol/L 者，可诊断为糖尿病。口服葡萄糖耐量试验，正常上限为：空腹血糖值 5.6mmol/L，服糖后 1 小时血糖值 10.3mmol/L，服糖后 2 小时血糖值 8.6mmol/L，服糖后 3 小时血糖值 6.7mmol/L。其中有两项或两项以上达到或超过正常值，可诊断为妊娠期糖尿病。仅一项高于正常值，诊断为糖耐量异常。您看，如果按照这个标准，我的血糖水平也没有达到糖尿病或糖耐量异常的标准啊！您说这是怎么回事呢？"

我笑了笑："您很热爱学习啊！您说的网上的那个标准我还真是不太清楚。我记得 2011 年以前妊娠糖尿病的标准应该是口服葡萄糖耐量试验：空腹血糖值 5.3mmol/L，服糖后 1 小时 10.0mmol/L，服糖后 2 小时 8.6mmol/L，服糖后 3 小时 7.8mmol/L。但是咱们国家卫生部在 2011 年 7 月 1 日发布的行业标准中就开始采用新的妊娠糖尿病的诊断标准了。在新标准中，口服葡萄糖耐量试验的正常数值分别为空腹 5.1 mmol/L，服用葡萄糖后 1 小时 10.0mmol/L，服用葡萄糖后 2 小时 8.5mmol/L，任何一次血糖值异常都可以诊断为妊娠期糖尿病。目前我们糖尿病学会也是参照这个标准。所以呢，按照老标准，您可能还不能诊断为妊娠糖尿病，但是参照新标准，您就已经够格了。"

"哦，原来是标准不同，那我就明白了。那您根据我现在的血糖水平来看，我有必要打胰岛素吗？"小李接着问道。

"参照'指南'建议，餐后 2 小时血糖值只要大于 6.7mmol/L 就可以考虑使用胰岛素了。目前'中国糖尿病防治指南'所给出的妊娠糖尿病血糖控制的目标是空腹、餐前或睡前血糖值在 3.3mmol/L 至 5.3 mmol/L 之间，餐后 1 小时血糖值小于等于 7.8 mmol/L；餐后 2 小时血糖值小于等于 6.7 mmol/L；糖化血红蛋白值尽可能控制在 6.0% 以下。根据这个标准来看，您的血糖是没有达标的，所以那位医生建议您打胰岛素也是合理的。但如果您征求我的意见，我倒是认为您可以暂时不急于打胰岛素治疗。您可以先改善一下生活方式，合理调整一下您的饮食结构和饮食习惯，加上适当的运动，我觉得还是可以把血糖控制下来的，其实您的血糖也不是很高，努力一下，应该是可以达标的。如果经过努力了，还是降不下来的话，咱们再想办法。你们家有现成的血糖仪，您可以随时监测血糖的变化情况，有问题也可以来门诊找我。"我随后给他们简明地讲述了一些控制饮食和运动方面的基本原则和注意事项。

小李听了以后非常兴奋，进门时的满脸愁容一扫而光，表示一定会按要求控制饮食和运动，争取把血糖控制到正常水平。

两周之后，小李又来了。我看了她近期的血糖记录，果然不出我所料，她的全天血糖都控制在了"指南"要求的目标之内。我对小李付出的努力给予了积极的肯定和热情的赞扬，小李非常高兴，表示会继续努力。

此后，小李一直都非常认真地安排自己的饮食和运动，经常监测血糖变化情况，定期就诊，血糖也一直都控制得很好。整个孕期平安无事，生产顺利，母子平安。产后六周复查血糖，也依然在正常水平。

其间贾技师也请我对他的治疗方案进行了调整，我根据他的血糖监测情况把他以前的每日一长三短的四次注射模式，调整为每日一次基础胰岛素加一种口服药的一针一片治疗模式，方案大大简化了，但血糖依然很平稳，以前偶尔发生的低血糖也基本上没有了，贾技师感到他的生活质量也有了很大的提高，人也开朗了许多。

# 都是足球惹的祸

"其实最主要的是你们看球时吃吃喝喝的那些东西都是高热量的，大半夜的吃喝那么多的东西，血糖怎么可能不升高呢！这不是明摆着的事情吗？"我停顿了一下，接着说道，"再说了，像你们这样狂热的球迷，一看球就兴奋得不得了，精神高度紧张，长时间处于亢奋状态，这也是导致血糖升高的一个因素啊！"

在我的患者群体中，可以说是各色人等一应俱全，于大宝就是他们当中比较有特色的一位。

据我所知，身材健硕的于大宝是一家知名酒店的大厨，据说厨艺很是了得，在业界小有名气。

一年前单位组织的一次例行体检给于大宝增添了一个新的身份——2型糖尿病患者。

这件事对于大宝来说是一个不小的打击。随之而来的每天四次注射的胰岛素强化治疗更是令他一筹莫展，痛苦不堪。在辗转了几家医院之后，于大宝在一位病友的推荐下来到了我们医院，成了我的一名患者。

我至今还清晰地记得于大宝在第一次来我院就诊时的情景，当时的于大宝愁容满面，意志消沉，已经进行了三个多月的胰岛素治疗虽然使于大宝的血糖有了明显的下降，但也让于大宝的工作和生活发生了巨大的变化。

据于大宝本人透露，高强度、快节奏的厨房工作与每日多次的胰岛素注射治疗之间有着很难调和的矛盾，使他甚至一度产生了想辞去厨师工作的想法。于大宝抱怨说，最让他感到难受的就是说不定什么时候就会发生低血糖，他说幸好他在厨房工作，食品随处都有，但这也不是根本的解决办法啊，耽误工作不说，肚子明显见长，体重也显著攀升！

于大宝说他为了减少低血糖的发生，自行减少了胰岛素的注射剂量，减量以后还是会发生低血糖，又继续减胰岛素的剂量。令于大宝不解的是，经过一段时间的减量以后他每天注射的胰岛素剂量已经不到出院时剂量的三分之一了，怎么还是会发生低血糖？

我告诉他这是因为经过前一阶段的胰岛素强化治疗，在降低血糖的同时，他的胰岛功能有了显著的改善，其自身的胰岛素分泌也在逐步恢复。我好奇地问他为什么不去医院找医生调整治疗而是自行调整。他解释说主要是因为工作的缘故，在他们厨房里，那可是一个萝卜一个坑啊！根本忙不过来，实在不好意思请假。

他那次趁着休息，慕名过来找我是希望我能把他的治疗方案简化一下。我告诉他没有问题，根据他的血糖情况与胰岛素的使用剂量，胰岛素其实可以停掉了，可以改为口服降糖药治疗。于大宝听了喜出望外，不停地道谢。改为口服药以后，于大宝的血糖依然控制得很好，没有再发生过低血糖，加餐少了，体重也有了明显的下降。于大宝的工作也恢复了常态。在与于大宝的有限的几次接触中，我了解到于大宝不仅厨艺高超，而且是一位狂热的足球迷，对欧洲的球队与球赛情有独钟，更是 C 罗的铁杆粉丝。

一转眼半年多过去了，随着夏季的来临，天气开始变得一天比一天炎热。

7 月初的一天，我正在出门诊，于大宝来了。于大宝一进诊室，我就发现苗头不对，肯定是出什么问题了。果不其然，于大宝一坐下就唉声叹气地说："郭主任，出问题了！"

"出什么问题了？你的血糖不是一直都控制得很好吗？"我有些疑惑。

"原本确实是一直不错的，可突然之间就高上去了。我也觉得有些奇怪呢，您让我吃的药我可是一直都在吃，几乎一次都没有漏掉。"于大宝感到有些委屈。

看着于大宝一脸疲惫的样子，我笑了笑："你一直在认真吃药，这我相信。但是，你最近一定是没有好好睡觉，也没有管住自己的嘴。你承不承认？"

"啊？这您都看出来了！您是怎么看出来的？"于大宝一脸的

惊愕。

"怎么看出来的？你看你那无精打采的样子，看看你的黑眼圈，不只是我，恐怕是个人就能看出来！"我笑着说道。

"有那么惨吗？哦，我自己倒还没有觉得。那您怎么就知道我没有管住自己的嘴呢？这个倒是真的让我很好奇。"看来这位大厨确实有些好奇。

"你最近是不是一直在熬夜看欧洲杯的比赛啊？"我笑着问道。

"那当然了，这么精彩的比赛怎么能错过呢！不能够啊！"于大宝非常肯定地回答，疲惫的脸上立刻浮现出开心的模样。看来，于大宝确实是球迷啊，不管多乏多累，也不论处于什么样的环境，一说起足球立马就来了兴致。

"你好像也不是一个人在家看的吧，以你的性格！"我接着发问。

"那是，一个人看多没有意思啊！一群哥们在一起看才过瘾呢！这对于我们来说就跟过节一样啊！"一说起看球，于大宝就有点兴奋。

"一群哥们一起看球，要是不喝点小酒，吃点美食，那多没有意思啊！是吧？"我笑眯眯地说。

"喝点小酒？那哪行啊？一看您就不是球迷，那得大口喝酒，大块吃肉。我们一般都是直接拿瓶整！还有清一色的烤串，真是过瘾啊！"于大宝越说越开心。

"然后你就忘乎所以了，还记得自己是糖尿病患者吗？你这样血糖能不升高吗？不高才怪呢！"我严肃地说道。

"我觉得自己平时都挺注意的，偶尔放松几次没有什么，没想到还真出问题了。看来这看球还真是会导致血糖升高啊！"于大宝自言自语地说。

"其实最主要的是你们看球时吃吃喝喝的那些东西都是高热量的，大半夜的吃喝那么多的东西，血糖怎么可能不升高呢！这不是明摆着的事情吗？"我停顿了一下，接着说道，"再说了，像你们这样狂热的球迷，一看球就兴奋得不得了，精神高度紧张，长时间处于亢奋状态，这也是导致血糖升高的一个因素啊！像你这样的情况，我碰到的可不止你一个，我认识的很多个狂热的老球迷都是如此，每逢世界杯或欧洲杯期间，血糖就会波动，我每次都会提醒他们，但是效果都不太好。"我叹了口气。

"郭主任，这回我知道原因了，这我就不紧张了。我回去以后一定注意休息，少吃东西。没有想到啊，居然都是足球惹的祸！"于大宝笑眯眯地说道。

"你可别给自己找台阶下了，还说是足球惹的祸，其实要怪就怪你自己，立场不够坚定，管不住自己的情绪，管不住自己的嘴！"我也笑了。

于大宝走了，我深出了一口气，于大宝突然又折了回来，笑眯眯地问道："郭主任，您觉得今年的欧洲杯哪个队能拿冠军呢？"

"法国队？或者葡萄牙队？都有可能啊！你看好谁啊？"我迟疑了一下！

"当然是葡萄牙队！"大厨挥了挥拳头，转身离去了。

# 我为什么要查糖化血红蛋白？

空腹血糖和餐后血糖只反映某一具体时间的血糖水平，而且很容易受到进食和糖代谢等相关因素和其他一些偶然因素的影响，因此有时您的检测结果未必能够客观地展示出您真实的血糖状况。而糖化血红蛋白，则可以稳定可靠地反映出您在检测前 120 天内的平均血糖水平，它不受偶尔一次血糖升高或降低的影响，而且不受抽血时间、是否空腹、是否使用胰岛素等一些因素的干扰。因为糖化血红蛋白能够全面反映您过去 2 ~ 3 个月血糖控制的平均水平，因此，我们对您进行糖化血红蛋白水平测定，就可以比较全面地了解您过去一段时间的真实的血糖控制水平。这就是为什么糖化血红蛋白是大家公认的糖尿病监控的金标准。

根据我的经验，大多数患者对于来自医生的建议一般都是会积极响应的，当然，也难免会有一些例外。

在我的记忆中，张老太太就是一个例外。

我至今还清楚地记得张老太太第一次来看我的门诊的情形。

那是一个冬日的午后，我的门诊日，那天的患者并不是很多。张老太太的出场也并无任何特殊之处，进入诊室后简单地相互问候，看得出来，老太太的情绪不错。因为是第一次就诊的患者，我的问题就多了一些，老太太回答得非常认真。

通过询问，我得知老太太今年78岁了，是三年前在其山西老家非常偶然地被诊断为糖尿病的，然后就在医生的建议下开始服用口服降糖药物治疗了，据老太太讲，前两年她在山西老家时因为较少查血糖，所以血糖到底控制得怎么样，她也不是很清楚，自从一年前来北京后，在儿子的督促下，才开始有规律地就诊并开始重视血糖的检查，她说她来北京以后，血糖一直都控制得非常不错，空腹血糖值和餐后血糖值基本上都控制在达标的范围之内。

当我问及老太太最近一次的糖化血红蛋白值是多少的时候，老太太非常明确地回答说不知道，因为她从来也没有进行过这项检查。起初我并没有在意，因为我们在门诊碰见的没有查过糖化血红蛋白的患者是大有人在的。其中绝大多数是因为医院的条件所限没有开展这项检查，或者是经治医生没有为其进行过该项检查。所以，我也就理所当然地认为张老太太的原因可能也在于此。

"这么多年就没有医生建议您做糖化血红蛋白检查吗？"我还是感到有些困惑。

"以前我在山西老家的时候，确实没有人让我查，我听都没有听说过这个东西。来北京以后，才有医生让我做糖化血红蛋白的检查，而且不止一次，但是每次都被我拒绝了。"老太太平静地说。

"难道医生没有告诉你糖化血红蛋白的检查非常重要吗？"我感到不解。

"医生说了，还说这个糖化血红蛋白是评价血糖的金标准，代表着过去 2～3 个月的总体血糖水平。"老太太实事求是地回答。

"那您为什么还是没有接受呢？"我好奇地问道。

老太太笑了笑，解释道："我是这么想的，如果糖化血红蛋白只是过去 2～3 个月的平均血糖水平，那么如果我在过去的 2～3 个月里能经常检查空腹血糖和餐后血糖，我就能一直知道我的血糖变化情况，这个平均值我自己也是可以算出来的！所以，我觉得糖化血红蛋白检查并不是必要的，这个钱不值得花！我在北京是没有医保的，没有人给我报销，所以我是该省钱的地方是一定要省的。我们山西人在理财方面是很会算计的，您没有听说过吗？"

"听说过的，山西人在理财方面的本领是很高！这是大家公认的。"我竖起了大拇指，表示赞同。

"那是以前啊，现在的山西人不行了，已经退化了，大不如从前了！"老太太摇了摇头，表示惋惜。

"确实有些可惜，但是，您也不必太担心，好传统还是会流传下去的。您看您不是还在很好地坚守着这些好的传统吗！"我安慰了一下老太太接着问道，"您刚才说您不做糖化血红蛋白检查主要是为了少花钱，或者说不想花不该花的钱，这我能够理解，但是您平时在家里经常测空腹血糖和餐后血糖，那买试纸不也是要花钱吗？"我有些疑惑。

老太太一听就笑了，然后说："这你就不知道了吧，我在家里测血糖不花钱的！你知道为什么吗？"

"为什么呢？"看着老太太神秘的笑容，我感到更加困惑。

看着我一脸疑惑的样子，老太太开心地说："告诉你吧，我不需要买血糖试纸，因为我儿子就在一家卖血糖仪的公司上班，我儿子可是经理哦，我的试纸都是儿子拿给我的，血糖仪也是。这就叫近水楼台先得月！"

我听了老太太的话，恍然大悟："原来如此啊！这样吧，您把您最近的血糖记录给我看看。"

老太太听了我的话，赶紧从随身携带的书包里拿出一个黑色封皮的笔记本，郑重地交到我的手上。

我接过笔记本，仔细地翻看起来。笔记本中是老太太最近几个月的血糖监测记录。翻看记录时，我发现这样一个现象，老太太血糖检测得确实比较频繁，几乎每隔一至两天就会有血糖的检测记录，但是这些测定基本上都是在上午进行的，也就是说，老太太监测的主要就是空腹血糖和早餐后 2 小时的血糖。我问老太太为什么没有监测午餐后和晚餐后 2 小时血糖，老太太解释说她每天午餐后都要睡午觉，一般要睡两个小时左右，午餐后 2 小时正是她午休的时间，所以就没有检测。而每天晚饭后 2 小时则正是她跳广场舞的时间，所以，也是没有办法检测的。

我放下笔记本，认真地对老太太说："您血糖记录得不错，值得表扬。但是根据您的血糖记录，我无法得知您血糖的总体情况，血糖管理要求的是点线面的结合，我们需要了解您全天的血糖变化情况，而您记录的主要是您上午的血糖情况，这是不够的。因此我们也无法得知您过去一段时间里的总体血糖控制情况，所以，我建议您今后还是要调整一下活动日程，争取把午餐后2小时血糖和晚餐后2小时的血糖也检测并记录下来，同时，我还是要郑重地建议您进行糖化血红蛋白检查。这真的非常重要。"

"为什么说糖化血红蛋白检查非常重要啊？我总是听医生说这个糖化血红蛋白是金标准，可它凭什么就是金标准了呢？"老太太不解地问道。不等我回答，老太太接着问道："你能不能先说说糖化血红蛋白到底是个什么东西，它同我的血糖有什么关系？"

"哦，是这样的。咱们首先说一下血红蛋白吧，血红蛋白是人体内负责运载氧的一种蛋白质，它位于血液的红细胞内。血液里面的糖可以自由地进入红细胞，与红细胞内的血红蛋白结合在一起，形成一种结合体。这种人体血液中红细胞内的血红蛋白与血糖结合的产物就是我们所讨论的糖化血红蛋白。血糖和血红蛋白结合生成糖化血红蛋白是不可逆的反应，糖化血红蛋白生成的数量是与血糖浓度成正比的，血糖浓度越高，形成的糖化血红蛋白的数量就越多，位于红细胞中的糖化血红蛋白一旦形成以后，就与红细胞同生死、共命运了。人体红细胞的寿命是 120 天左右，红细胞内的糖化血红蛋白也就保持 120 天左右，所以，糖化血红蛋白的数量就代表了糖尿病患者在过去的 120 天之内的平均血糖浓度。在临床上，我们通过检测患者的糖化血红蛋白水平，就可以知道患者过去 2 ~ 3 个月的总体血糖控制情况了。"我耐心地解释着。

"我明白了，郭主任，那以后我如果能够把空腹血糖和早、中、晚餐后的血糖都监测起来，我不就可以自己计算出平均血糖水平了吗？那我是不是就可以不做这个糖化血红蛋白检查了呢？"老太太还是有些不甘心。

"我对您这个问题的回答是非常明确的，不可以。也就是说，您即使经常检测空腹血糖和餐后血糖，也无法替代糖化血红蛋白检查。为什么呢？这是因为糖化血红蛋白是评价血糖水平的最客观、最稳定的指标，不仅是糖尿病治疗监测的金标准，以后还会成为诊断糖尿病的新标准。在您的意识里，空腹血糖和餐后 2 小时血糖非常重要，所谓的血糖达标就是空腹血糖和餐后血糖水平的达标。事实上，您的这种想法是非常片面的。因为虽然空腹血糖和餐后 2 小时血糖是诊断糖尿病的标准，也是评价血糖控制是否达标的重要指标。但是，您不知道的是，衡量糖尿病血糖控制水平的最重要的指标其实是糖化血红蛋白。空腹血糖和餐后血糖反映的只是某一具体时间的血糖水平，而且很容易受到进食和糖代谢等相关因素和其他一些偶然因素的影响，因此有时您的检测结果未必能够客观地展示出您真实的血糖状况。而糖化血红蛋白检测，则可以稳定可靠地反映出您在检测前 120 天内的平均血糖水平，它不受偶尔一次血糖升高或降低的影响，而且不受抽血时间、是否空腹、是否使用胰岛素等一些因素的干扰。因为糖化血红蛋白水平能够全面反映您过去 2 ~ 3 个月血糖控制的平均水平，因此，我们对您进行糖化血红蛋白水平进行测定，就可以比较全面地了解您过去一段时间的真实的血糖控制水平。这就是为什么糖化血红蛋白水平是大家公认的糖尿病监控的金标准。您看，我解释清楚了吗？"我笑眯眯地问道。

"您说得非常清楚，我现在已经明白了，这个糖化血红蛋白检查确实是非常重要的。您能这么耐心地解答我的问题，我真的没有想到。以前别的医生让我检查糖化血红蛋白，我拒绝做，他们也就不坚持了，没有人愿意花时间给我解释。所以我也就觉得做不做都无所谓。您今天这么一说，我就明白我以前的观念是不对的。您把化验单开了吧，我明天早上就过来抽血。"老太太爽快地说。

"不用等到明天早上，您今天下午就可以抽血，检查糖化血红蛋白不用空腹。还有，您今天回去后，一定要按照我的建议把空腹血糖和三餐后 2 小时血糖都监测起来，最好是连续监测三天，每天检测四次血糖。咱们下周再见。"我笑着说。

一周后，老太太又来了，糖化血红蛋白检查的结果是 8.3%，连续三天的血糖监测结果显示，老太太早餐后 2 小时血糖值在 7mmol/L 至 11 mmol/L 之间，而午餐后和晚餐后 2 小时的血糖值基本上都在 9 mmol/L 至 13 mmol/L 之间。我告诉老太太，根据她的情况，她的血糖控制目标可以确定为空腹血糖值小于 7.8 mmol/L，餐后 2 小时血糖值小于 11.1 mmol/L，糖化血红蛋白值小于 7.5%。我为老太太调整了治疗方案，并叮嘱其继续定期监测全天的血糖变化。两周后，老太太的空腹血糖和餐后血糖就基本上都达标了。三个月后复查糖化血红蛋白，结果是 7.0%，老太太很开心。

从那以后，老太太就定期进行糖化血红蛋白检查了，有时医生忘记了，她还会提醒医生。

老太太的血糖一直都控制得不错，广场舞也一直在跳，舞技有了明显的提升，据说去年她们参加了社区舞蹈比赛，还拿了奖，高兴了好长一段时间。

# 我为什么每次都要测血压呢？

这是因为高血糖虽然会显著增加糖尿病患者发生大血管并发症的风险，但是，糖尿病大血管并发症的发生并不只是与高血糖有关系，还与高血压、血脂紊乱和高凝状态等其他心血管危险因素密切相关。而且，相比较而言，糖尿病患者心脑血管疾病的发生与血压和血脂的关系比与血糖的关系更密切！

白白净净的白书记是一所著名学院的团委书记，秀外慧中，口齿伶俐，工作认真，事业有成。

俗话说，天有不测风云，人有旦夕祸福。一次常规的年度体检给踌躇满志的白书记凭空添加了一个新的身份——糖尿病患者。

患病之初，白书记很郁闷，想到自己才三十多岁，正是要大展宏图的时候，却不经意间步入了糖尿病患者的行列，心中甚是不爽，情绪一度非常低落。患病后，白书记曾经辗转于多家医院就诊，对于医生的各项建议总是将信将疑，甚至抵触。后经朋友介绍来我院就诊，也就顺理成章地成了我的一位患者。经过我的耐心细致的讲解与不厌其烦的开导，白书记终于能够坦然地面对现实，并认真地开始接受治疗。

除此之外，白书记还是位高血压病患者，这是白书记第一次来我的门诊就诊时发现的。记得当时我给他测血压的时候他还有些不耐烦，觉得来找我就是看糖尿病，不关血压的事情。再说了，血压的事情也应该归心内科管，我给他测血压似乎是多此一举。

我听出白书记的话里话外有些不痛快，感觉到他有情绪，却也并未在意，因为我们平时碰到的类似的情况太多了，这些情绪来得快去得也快，不会持续太久。

在我的坚持下，白书记还是接受了血压的检查，检查的结果是156/94mmHg。白书记开始还有些不太接受，他强调他四个月前体检的时候血压还在140/90 mmHg以下，不可能这么快就变成高血压了，怀疑检查有误差。为了免除白书记的疑虑，我重新给他测了几次血压，结果都在150/90mmHg以上。我告诉他上次体检没有高血压不代表以后就没有高血压，血压的升高也有一个从量变到质变的过程。他暂时不接受这个事实也没有关系，我们可以先观察一段时间，暂不用药治疗，他可以回去后在学院的卫生室或其他地方多测几次血压，下次来医院就诊时再说。

一个月后，白书记再来医院就诊时已经接受了高血压的事实，因为他上次从我们医院回去后在不同的地方又进行了多次血压检查，结果都在140/90 mmHg以上。我安慰白书记不必过于忧虑，高血压没有什么了不起的，只要能够采取合适的措施，把血压一直控制在达标水平以下，就不会导致那些可怕的临床结局。我还告诉他，糖尿病合并高血压在临床上是非常常见的，很多糖尿病患者都是如此。我建议他在改善生活方式的基础上接受降压药物的治疗，争取把血压控制在 130/80mmHg 以下。我为其简单地讲述了一些糖尿病合并高血压的患者在饮食和运动中应该注意的事项，并为其开了降压药物。

白书记毕竟是个聪明人，很快就通过各种渠道学习了一些糖尿病的相关知识。作为知识分子，他对于新知识的接受能力很强，对治疗的依从性也很好，他的血糖和血压也一直都控制得很不错。

在某次就诊即将结束的时候，白书记问了一个问题："郭主任，我一直有一个问题想问您，我来您这里是看糖尿病的，可是您为什么对我的血压也那么在意呢？您几乎每次都要让我测血压，有那个必要吗？"

"有必要的。因为血压很重要啊，所以必须关注！"我非常明确地回答。

"对于糖尿病患者来说，最重要的不是血糖吗？跟血压有什么关系啊？难道糖尿病患者的血压也很重要吗？"白书记不解地问道。

"是这样的，对于糖尿病患者来说，控制好血糖固然非常重要，但同时控制好血压也是非常重要的。"我停顿了一下，反问道，"这样吧，我先问你一个问题，你说说你控制血糖的目的是什么？"

"这个我当然知道了，您给我讲过很多次了，我们控制血糖的最主要的目的就在于预防或延缓糖尿病相关的微血管并发症和大血管并发症的发生和发展。微血管并发症主要包括糖尿病肾病和糖尿病视网膜病变，大血管并发症包括心血管疾病、脑血管疾病和下肢血管疾病。我说得对吧？"白书记笑眯眯地回答说。

"回答得非常不错。看来你是用心学习了。那我再问你一个问题，怎样才能预防糖尿病相关的微血管并发症和大血管并发症呢？"我接着问道。

"这个我也知道，好好地控制血糖啊！只要我们好好地控制饮食、加强运动，认真按照医嘱服用降糖药物，就可以把血糖控制在达标的范围之内了，这样，也就可以预防各种并发症的发生和发展了。我说得没错吧？"白书记认真地回答。

"没错，但是不够全面。你通过努力地控制血糖对于预防微血管并发症肯定是有效的，这一点没有任何疑问。但是单凭控制血糖来预防糖尿病大血管并发症的发生和发展往往是很难做到的。你知道为什么吗？"我反问道。

"为什么呢？这个我还真的不是很清楚。我以为糖尿病大血管并发症就是高血糖引起的嘛，那控制好高血糖就应该能够减少心脑血管疾病的发生啊，这不是顺理成章、理所当然的吗？"白书记不解地摇了摇头。

"你的想法单从理论上讲是有一定道理的，但是事实上并非如此。这是因为高血糖虽然会显著增加糖尿病患者发生大血管并发症的风险，但是，糖尿病大血管并发症的发生并不只是与高血糖有关系，还与高血压、血脂紊乱和高凝状态等其他心血管危险因素密切相关。而且，相比较而言，糖尿病患者心脑血管疾病的发生同血压和血脂的关系比同血糖的关系是更为密切的！也就是说，是高血糖、高血压、血脂紊乱及高凝状态等诸多因素共同导致了糖尿病患者发生心脑血管疾病的风险，而且，高血压和血脂紊乱的危害比高血糖还要更大一些。我们在临床上所接触到的糖尿病患者大多是同时有高血压、血脂紊乱和高凝状态等多项心血管疾病的危险的，也就是说，糖尿病患者很少是单纯的高血糖，更多的是表现为高血糖、高血压、血脂异常等多种代谢异常的聚集体。对于这些合并多种危险因素的糖尿病患者来说，单纯降糖是绝对不够的，必须要对其所合并的高血压和血脂异常等其他的代谢异常一样给予积极的治疗。已经有很多个大型的临床研究证明，糖尿病患者通过严格控制血压可以显著减少心脑血管等大血管并发症的发生风险，这一点已经是非常明确的了。但是，到目前为止，还没有哪一项研究能够确凿无误地证明单纯通过强化降低血糖能够减少糖尿病患者大血管事件的发生和发展。换句话说，我们一直希望能够通过降低血糖达到减少心脑血管疾病的目的到目前尚没有实现，但是，糖尿病患者通过降低血压却可以达到这一目的。从这个角度来说，糖尿病患者的降压治疗与降糖治疗同样重要，甚至是更重要。现在你明白了吗？你觉得我说清楚了吗？"我认真地解释道。

"嗯，您讲得非常清楚，我已经听明白了。谢谢您的耐心解释，让我对糖尿病又有了新的认识。我觉得我今天的收获真的是太大了，我以后一定会像重视血糖一样重视血压的。"白书记诚恳地说。

白书记还真是说到做到，自从那次就诊以后，他就开始定期检查血压了，而且还专门准备了一个笔记本用来记录血压的监测情况，他的血压也一直都控制得很好，这让我很欣慰。

# 胖子可不单单要降糖啊！

"没错，算您聪明。您的特殊之处就在于您不仅血糖高，而且还是个胖子。对于您这样糖尿病与肥胖并存的糖尿病患者来说，在选择治疗策略的时候，单单考虑降低血糖是不够的，还要关注您的肥胖问题，必须考虑降糖与减重双管齐下，才能达到预防并发症发生和发展的目的。"

大唐第一次来找我看病是由他的表哥带过来的。

大唐的表哥也是一位医生，在海淀区的一家社区医院工作，因为多次听过我的讲座，对我的印象颇为不错，就经常介绍他的亲戚或朋友来我这里就诊，大唐就是其中之一。

大唐的第一次出现给我留下了极为深刻的印象。

当他那庞大的身躯出现在我的诊室时，我瞬间就觉得诊室的空间变小了，感觉有一种压迫感在周围悄悄蔓延，我的脑海中不由自主地浮现出了鲁智深的形象，那是个在很多中国人心目中留下深刻印迹的胖大和尚。

"郭主任，您好，我又给您添麻烦来了。"一个熟悉的声音把我拉回了现实。说话的就是那位在社区医院工作的邵医生，"郭主任，我给您介绍一下啊，这个大胖子是我的表弟，姓唐，您就叫他大唐吧，他也是糖尿病患者，血糖一直控制得不太好，想请您给看看。"

我赶紧招呼他们兄弟二人落座，大唐坐下后，非常有礼貌地向我问好并表示谢意。我让大唐不必客气，并好奇地问了句："您这么胖，有人说您长得像鲁智深吗？"

大唐憨厚地笑了笑："有啊，很多人说过的，我的好多同事平常都称呼我大唐师傅。他们这么叫我，我很开心。"

根据他们兄弟二人的介绍，我得知大唐虽然很胖，但是人还是很聪明的，书也读得不错，目前在一家外企做经理，人缘颇好，工作也做得风生水起的。大唐是在去年公司组织的体检中被发现血糖升高的，体检后去了一家著名的三甲医院，经复查血糖确诊为糖尿病，医生根据他的具体情况给他用了两种降糖药物：一种是二甲双胍，每天1500毫克；另一种叫利拉鲁肽，每天注射一次。医生告诉他这两种药物在降低血糖的同时，还有降低体重的作用，所以还是比较适合他的。但是他用了半年以后，血糖改善得并不理想，体重也没有下降。大唐失望之余，就在同事的建议下去了另外一家三甲医院就诊，医生建议其停用利拉鲁肽，改为胰岛素治疗，并为其开了一种需要每天注射两次的预混胰岛素。打上预混胰岛素后，虽然屡次增加注射剂量，但是血糖依然没有明显的降低，体重倒是在半年之内增加了将近十千克。大唐这才想起向其表哥求助，结果，他表哥就把他领到我这里了。

大唐对自己的治疗经过感到有些困惑："据我开始看病的那家医院的医生说，二甲双胍和利拉鲁肽都是非常适合我的，怎么就没有明显的效果呢？血糖虽然降了一些，但是一直也没有达标，体重也没有任何变化，这是为什么呢？您看是不是那个方案有什么问题啊？"

我笑了笑，非常认真地回答说："您多虑了，那个方案没有问题。如果您那个时候来找我，我可能也会选择相同的方案。这样吧，我们先来探讨一下您的问题。"

"我的问题？我的什么问题？"大唐有些错愕。

"对于医生来说，您是一位比较特殊的患者，这点您承认吗？您知道自己特殊在什么地方吗？"我笑着问道。

"我特殊吗？表哥你认为我这个人很特殊吗？"大唐也笑了，回头看了看他的表哥。

"你不特殊吗？你长什么模样自己还不清楚啊？还问我。你觉得你的回头率还不够高吗？"表哥也笑了。

"呵呵，那是因为我长得帅！开个玩笑啊，郭主任，您的意思是我长得胖吧？"大唐拍了拍自己的大肚子。

"没错，算您聪明。您的特殊之处就在于您不仅血糖高，而且是个胖子。对于您这样糖尿病与肥胖并存的糖尿病患者来说，在选择治疗策略的时候，单单考虑降低血糖是不够的，还要关注您的肥胖问题，必须考虑降糖与减重双管齐下，才能达到预防并发症发生和发展的目的。所以，在选择降糖药物的时候，我们就要考虑尽可能地选择那些既能有效降低血糖，还能有效降低体重的药物。二甲双胍与利拉鲁肽都属于这种药物，所以，如果当时让我开处方，估计也会是类似的选择。"我认真地解释道。

"药物没有问题，那为什么效果不行呢？那个利拉鲁肽可不便宜啊，医保还不给报销。"大唐有些困惑。

"至于效果不够理想，我觉得不是药物种类的问题。具体来说，我认为您服用的二甲双胍的剂量好像小了点。刚才听您介绍，您一直服用的剂量是每天1500毫克，这是二甲双胍最常用的治疗剂量，但是，二甲双胍的最佳有效剂量是每天2000毫克，成人最大推荐剂量则是每天2550毫克。以您的体重，1500毫克我觉得是不够的。我觉得每天2500毫克倒可能更加适合您，至少每天2000毫克。至于利拉鲁肽，它的降糖与减重作用也是因人而异的，对于大多数患者来说是有显著效果的，但也有少数患者降糖与减重的效果均不够理想，我想这属于个体差异吧，碰巧让您赶上了，这是小概率事件。花了钱，效果不理想，也是很无奈的事情。但您也只能接受现实。"我对此也感到很遗憾。

"那我后来改打了胰岛素，怎么效果也不显著呢？胰岛素不是最强的降糖药物吗？"大唐依然困惑。

"胰岛素的确是最强的降糖药物，但是您的问题可能是您根本就不缺乏胰岛素，而是胰岛素的作用出现了问题，换用一句医学术语，叫胰岛素抵抗。"我解释道。

"胰岛素抵抗我知道，我得病以后看了很多糖尿病方面的书和杂志，虽然大多没有弄得很明白，但是了解一些皮毛。您的意思是我有胰岛素抵抗，所以注射胰岛素的作用不够理想。这我理解，但是我打胰岛素以后为什么体重增加了很多呢？"大唐接着问道。

"这个问题我想与很多因素相关吧。首先，您知道，胰岛素有降低血糖的作用，是机体内唯一降低血糖的经典激素。胰岛素的主要生理作用是调节机体的代谢过程，在机体的糖代谢、脂肪代谢和蛋白质代谢方面都有重要的调节作用。可能您不知道的是，胰岛素也是机体内唯一能同时促进糖原、脂肪和蛋白质合成的激素。所以，注射外源性胰岛素在降低血糖的同时，也会或多或少地导致不同程度的体重的增加。还有，您说您的体重近半年增加得比较多，我想还可能与您的饮食习惯的改变有关吧。您打胰岛素以后是不是吃得比以前要多一些了呢？"我认真地询问道。

"郭主任，您判断得对。还真是的！我刚得病时也控制饮食来着，那滋味可是不太好受啊，看着别人吃好吃的，我是真馋啊。后来打胰岛素了，我就想，我都用上最牛的降糖药物了，控制饮食就不用那么认真了吧，思想上一放松，吃的方面就比较随意了一些。还有，我听别人说打胰岛素很容易低血糖，尤其是我打的这种预混胰岛素，万一发生了低血糖，后果可能会很严重，为了防止低血糖，我也要适当地多吃一些。为了防止夜间低血糖，我每天睡觉前都要加餐。"大唐认真地解释着。

"郭主任，您给出出主意吧，看看我们该怎样调整呢？"大唐的表哥焦虑地插了一句。

"好吧，我们试试看。您手里的预混胰岛素还有多少？"我问大唐。

"还能打一天吧，基本上没有了，我原本打算今天继续开药呢。"大唐回答。

"哦，那好。胰岛素就打到今天吧，明天开始就不打了。咱们尝试另外一种方案，看看是否可行，如果效果不理想，咱们再做调整。"我建议道。

"好啊，我们就听您的吧。"两人异口同声地说道。

"这样吧，二甲双胍呢，您还继续用，但是剂量要加上去，加到每天 2500 毫克。为了更好地控制您的餐后血糖，我再给您加用一个阿卡波糖，我听说您很喜欢吃面食，用这种药的效果应该不错，我建议您每餐前服用 100 毫克的阿卡波糖，阿卡波糖也具有一定的降低体重的作用。除此之外，再加上每日一次的罗格列酮，罗格列酮具有改善胰岛素抵抗的作用，也比较适合您。咱们先按照这个方案尝试一段时间，再根据具体情况进行调整。你们看如何？"我征求他们两位的意见。

"没有问题啊！"两人同时回答。

"还有最重要的一点，就是您必须要严格控制饮食和加强运动，必须要对自己严加管理，您必须要对自己狠一点，这对于降血糖和降体重都是非常必要的。您若是管不住自己的嘴，再好的方案都不会有好的效果。我必须要反复强调这一点，能够做到吗？"我叮嘱道。

"我一定做到！我一定做到！"大唐连忙点头。

尝试的结果证明这种方案是可行的，不到一个月，大唐全天的血糖还真的都降下来了，体重也没有再增加。半年之后，他的体重就恢复到了患病前的水平。为了能让大唐的体重进一步降低，我建议他每天早餐和午餐还像以前一样正常进餐，晚餐改为吃代餐，采用这种办法，他的体重居然在半年内就下降了近20千克。体重有了明显的降低以后，大唐整个人的精神状态都有了显著的改善，在工作和生活中都更加精力充沛了。前一段时间据说还升职了，我很为他高兴。